大医释问丛书

一本书读懂
排毒解毒食物

主编 王凤霞 樊蔚虹 马 琳

U0251211

中原农民出版社

·郑州·

图书在版编目（CIP）数据

一本书读懂排毒解毒食物 / 王凤霞，樊蔚虹，马琳主编．
—郑州：中原农民出版社，2019.3
（大医释问丛书）
ISBN 978 - 7 - 5542 - 2056 - 6

Ⅰ．①一… Ⅱ．①王… ②樊… ③马… Ⅲ．①毒物 -

排泄 - 食物疗法 Ⅳ．① R247.1

中国版本图书馆 CIP 数据核字（2019）第 038801 号

一本书读懂排毒解毒食物

YIBENSHU DUDONG PAIDU JIEDU SHIWU

出版社： 中原农民出版社

地址： 河南省郑州市郑东新区祥盛街 27 号 7 层　　　**邮编：** 450016

网址： http://www.zynm.com　　　**电话：** 0371-65751257

发行： 全国新华书店

承印： 新乡市豫北印务有限公司

投稿邮箱： zynmpress@sina.com

策划编辑电话： 0371-65788677　　　**邮购热线：** 0371-65713859

开本： 710mm×1010mm　　　1/16

印张： 7

字数： 99 千字

版次： 2019 年 8 月第 1 版　　　**印次：** 2019 年 8 月第 1 次印刷

书号： ISBN 978 - 7 - 5542 - 2056 - 6　　　**定价：** 28.00 元

本书如有印装质量问题，由承印厂负责调换

内容提要

本书用通俗的语言，有选择地介绍日常生活中常见的具有排毒解毒作用的果品类、蔬菜类食物，它们的营养成分、功效和作用、特别提醒以及一些行之有效的食疗方，如苹果芹菜汁、香蕉橘子汁、排骨萝卜汤、香菇烧豆腐等。希望帮助大家通过较科学的饮食方法，合理进食具有排毒解毒作用的食物，从而使人体每天产生的代谢废物及各种存在体内有损健康的物质，及时排出体外，获得健康美丽的自我。

目 录

果品类

蔬菜类

果品类

 李子

李子又称嘉庆子，甜酸适度，汁多味美，富有营养。

【营养成分】李子中富含水分及微量蛋白质、脂肪、糖类、维生素 A、维生素 B_1（硫胺素）、维生素 B_2（核黄素）、维生素 C（抗坏血酸）、铁、钙、磷、钾、钠、镁、胡萝卜素、多种氨基酸、天门冬素等。

【功效和作用】李子具有生津止渴、利水解毒、活血的功效。李子能促进胃酸和胃消化酶的分泌，有增加胃肠蠕动的作用，能促进消化，增加食欲，对胃酸缺乏、食后饱胀、大便秘结者尤宜。

特别提醒

多食易助湿生痰，脾胃虚弱者应少食。

【食疗方】

（1）李子薏苡仁汤

原料：李子6个，薏苡仁30克。

制作：上两物共煮食，分2次1日服完。

特点：此汤具有养肝泻肝、破瘀、利水解毒的功效。肝硬化腹水者可食用。

（2）鲜李汁

原料：鲜李子适量。

制作：将鲜李子洗净后去核捣烂，绞取其汁，每次服25毫升，每日3次。

特点：此汁甜酸味美，具有清热生津、化解体内毒素的功效。适于虚热内盛、咽干唇燥者食用。

（3）李干蜜酒

原料：李子干 400 克，蜂蜜 100 毫升，酒 1 800 毫升。

制作：李子干及蜂蜜同加入酒中，浸泡 2～3 个月，然后过滤备用，每次服 10 毫升，每日 2 次。

特点：此酒具有润肠通便、排毒的功效。适于肠燥便秘者食用。

（4）李蜜饮

原料：李子 5 个，蜂蜜 25 毫升，牛奶 100 毫升。

制作：李子洗净对半切开，去核，再加蜂蜜、牛奶同入锅，煮沸后饮用。

特点：此饮具有清肝益胃、生津润燥、促进有害物质排出的功效。适于虚劳损伤、虚劳久咳、便秘等患者食用。

 柑

柑又称柑子，味道甘酸，营养丰富。

【营养成分】柑中富含水分、脂肪、糖类、维生素 C、维生素 B_1、维生素 B_2、维生素 P（芦丁、芸香苷）、钙、磷、铁、钾、钠、镁、胡萝卜素等。

【功效和作用】柑具有生津止渴、润燥滑肠排毒、和胃利尿醒酒的功效。

柑以富含维生素 C 而著称，而其所含维生素 P 能增强维生素 C 的作用，强化末梢血管组织。维生素 P 还具有一定的抗菌、抗过敏及降脂、降压的作用，因而对高血压与肥胖症者非常有益。此外，柑中的橙皮苷等也有降低毛细血管脆性的作用。

柑中含有大量的维生素、有机酸等，味甘酸而性凉，能够清胃热、利咽喉、止干渴，对胸膈烦热、口干欲饮、咽喉疼痛者食之甚佳。

另外，柑皮与橘皮一样含有橙皮苷、川陈皮素和挥发油，具有祛痰平喘、消食顺气的功效。

特别提醒

柑性寒凉，且味酸有聚痰之弊，因而脾胃虚寒、大便溏泄者不宜多食，慢性咳嗽痰多者慎食。

【食疗方】

（1）桂花银耳柑羹

原料：蜜柑 250 克，银耳 30 克，冰糖、湿淀粉各适量，糖桂花少许。

制作：蜜柑洗净去皮；银耳用温水浸泡软后，择去根蒂，洗净，放入碗中，加少量清水，上笼蒸约 1 小时取出；锅放火上，将蒸好的银耳连汤倒入，然后加入冰糖煮沸，撇去浮沫，再放入蜜柑复煮沸，用湿淀粉勾芡，再放糖桂花，出锅装碗即成。

特点：此羹具有解酒毒、润肺止咳的功效。适于饮酒过度、肠胃积热、小便不利、口干烦渴、阴虚久咳等患者食用。无病者食用可强身健体。

（2）冰糖炖柑

原料：鲜柑 1 个，生姜 2 片，冰糖适量。

制作：鲜柑洗净，带皮切块，放入容器中，加入生姜、冰糖及适量清水，隔水炖约 30 分钟即成。

特点：此饮具有止咳化痰、醒酒生津、加快有害物质排出的功效。适于久咳、咳嗽痰多、饮酒过度及老年性气管炎等患者食用。

（3）柑皮饮

原料：柑皮适量。

制作：用柑皮煎水代茶频饮。

特点：此饮具有清热解毒、利咽喉的功效。适于咽喉疼痛者食用。

 甜橙

甜橙气味清香，酸甜鲜美，堪称佳果。

【营养成分】甜橙中含有蛋白质、脂肪、糖类、胡萝卜素及维生素 B_1、

维生素 B_2、维生素 C、维生素 P，并含有多种矿物质，如钙、磷、铁、钾、钠、镁、氯等。

【功效和作用】甜橙具有开胃消食、生津止渴、理气化痰、解毒醒酒及排毒等功效。

甜橙中含有丰富的维生素 C 及维生素 P、维生素 B_1、维生素 B_2、有机酸，可增强机体抵抗力。同时，甜橙尚有通乳作用。

甜橙果皮煎剂具有抑制胃肠道（及子宫）平滑肌运动的作用，从而能止痛、止呕、止泻等；其果皮中所含的果胶具有促进肠道蠕动，加速粪便排泄，防止胃肠胀气及促进消化的作用；甜橙果皮中所含的橙皮油有宽胸理气、止咳化痰的作用，而其果实中所含的那可丁有镇咳作用且无成瘾性。

另外，甜橙果肉及皮均能解除鱼、蟹中毒，并有良好的醒酒作用。

特别提醒

甜橙破气，易伤肝气，不宜多食。

【食疗方】

（1）橙子饼

原料：鲜甜橙（半黄无伤者）、白糖各 1 000 克。

制作：鲜甜橙洗净，用小刀划成棱，放入清水中浸去酸涩味（每日换水），待软（1～2 日）后取出，挤去核，再浸 1～2 日取出；将三棱针插入棱缝，捣碎内瓤，然后入锅，用清水煮到七八成熟，取出；趁热拌白糖后晾晒，待糖吃尽时，再拌白糖晒，令糖吃尽，略压扁装瓶备用，日食适量。

特点：此饼酸甜，具有宽胸理气、和中开胃、生津止渴、排毒等功效。适于咳嗽咯痰、恶心食少、咽干口燥者食用。

（2）香橙汤

原料：甜橙 1 500 克，生姜 250 克，炙甘草末 10 克，檀香末 25 克，精盐少许。

制作：甜橙洗净后，用刀划破，挤去核，连皮切成片；生姜洗净去皮，切成片；两者皆放入干净砂钵内捣烂如泥，再加入炙甘草末、檀香末，揉和捏作饼子，焙干研为细末，每服 3～5 克，加入精盐，沸汤冲服。

特点：此汤味道芳香，具有宽胸理气、解毒醒酒的功效。适于胸闷腹胀及醉酒者服用。

（3）甜橙米酒汁

原料：新鲜甜橙 2 个，米酒 1～2 汤匙。

制作：将新鲜甜橙洗净，用刀划破挤去核，连皮放入果汁机中榨汁，再调入米酒饮用，每日 1～2 次服完。

特点：此汁酸甘，具有理气解毒消肿、通乳止痛的功效。适于急性乳腺炎早期、乳房肿痛、乳汁不通者食用。

 苹果

苹果味道甜美，被称为世界四大名果之一，是人们的保健佳品。

【营养成分】苹果中含有蛋白质、脂肪、糖类、有机酸、果胶、胡萝卜素、维生素、膳食纤维、钙、磷、铁等微量元素，还含有苹果酸、酒石酸、柠檬酸等成分。

【功效和作用】苹果具有解毒排毒、生津止渴、补脾止泻、补脑除烦、醒酒的功效。

苹果中含有丰富的有机酸、果胶和膳食纤维等，其中有机酸有收敛作用；果胶、膳食纤维有吸附细菌及毒素的作用，能止泻。此外，苹果中的膳食纤维能促进排便，同时有机酸也能刺激肠壁增加蠕动，故又能够通便。因此苹果既对轻度腹泻有良好的止泻效果，又可以治疗大便秘结，具有止泻、通便的双向调节作用。

苹果中所含的钾，能调节体内多余的钠将其排出体外，因此对于食入盐分过多的人们，多吃苹果可以将其清除，以软化血管壁，使血压下降。另外，由于苹果能够影响体内的钾、钠代谢，因此具有预防和消除疲劳的作用。

苹果中不但含有维生素、矿物质、脂肪、糖类等大脑发育所必需的营养成分，而且还含有增强儿童记忆力的锌。因此，儿童多吃苹果，对大脑发育及增强记忆力、提高智能非常有益。同时，苹果中的维生素 A，能促进人体的生长发育。

苹果能健脾胃，补中焦之气，促进消化和吸收。现代医学也证明，苹果能中和过剩胃酸，促进胆汁分泌，增加胆汁酸功能，对于脾胃虚弱、消化不良等病症有良好的作用。

苹果中的果胶能吸附胆固醇并加强胆固醇的转化，降低血液中的胆固醇和三酰甘油（甘油三酯）的含量，老年人常食，有防治高血压、动脉硬化及冠心病的作用，还能避免胆固醇沉积在胆汁中形成结石。同时，苹果还能缓解因摄入膳食纤维不足而导致的便秘。

特别提醒

多食令人腹胀，脘腹痞满患者尤须注意。

【食疗方】

（1）甘笋苹果汁

原料：甘笋 150 克，苹果 300 克，芫荽茸少量。

制作：洗净甘笋、苹果，连皮放入榨汁机中榨取其汁，倒入杯中，再撒入少量芫荽茸即可饮用。每日 2 ～ 3 杯，连饮 7 日。

特点：此汁具有增智益脑、通便排毒的功效。可缓解便秘，促进儿童发育，增强记忆力。

（2）苹果芜菁汁

原料：苹果 300 克，芜菁叶 200 克，芜菁根 100 克，胡萝卜 300 ～ 400 克，橘子 100 克，蜂蜜适量。

制作：将前 5 味食物一同洗净，切细，放入榨汁机内，酌加冷开水制汁，取汁后用细纱布过滤，再加蜂蜜分次饮用。

特点：此汁具有消肿止痛、润肠通便排毒的功效。适于痔疮肿痛，大便秘结不通等患者食用。

（3）苹果芹菜汁

原料：苹果 400 克，芹菜 300 克，精盐、胡椒粉各适量。

制作：将苹果、芹菜洗净，分别切成条块状，放入榨汁机中，加适量水，榨汁过滤后，加精盐、胡椒粉调味。

特点：此汁具有化解体内毒素、降低血压、软化血管壁的功效。适于高血压、糖尿病及动脉硬化的患者饮用。

（4）拔丝苹果

原料：苹果 250 克，湿淀粉适量，白糖 50 克，干面粉少许，食用油适量。

制作：苹果去皮、去核，切块，把苹果蘸上干面粉，用湿淀粉挂糊。油锅加入适量的食用油烧热，下苹果，炸成金黄色时捞出。锅留底油，下白糖，加少量水，化糖，糖变浅黄色时下苹果，离火颠炒。待糖汁包到苹果上，盛盘内即成（盘底上抹油，以防沾盘）。

特点：此菜具有生津止渴、补脾健胃、解毒醒酒的功效。适于消化不良、纳呆腹胀或热病伤津等患者食用。

 5 梨

梨的肉质细嫩酥脆，果汁丰富，清凉香甜，有"百果之宗"的声誉。

【营养成分】梨中营养丰富，含糖量高，还含有脂肪和维生素 C、维生素 B_1、维生素 B_2、烟酸、钙、磷、铁、钾、镁、多种有机酸等。

【功效和作用】梨具有生津润燥滑肠、清热解毒化痰的作用。梨中含有丰富的维生素，其中维生素 B 能保护心脏，减轻疲劳；维生素 B_2、烟酸能增强心肌活力，降血压。梨性凉并能清热镇静，常食对肝阳上亢型高血压、肝火上炎型高血压患者能改善头晕目眩症状及恢复血压有益处。

梨中含有的鞣酸等成分，能祛痰止咳，对肺结核引起的咳嗽效果较好，并能养护咽喉。食梨尚可防止动脉硬化，抑制致癌物质亚硝胺的形成，因而能防癌抗癌。

梨中含有较多的糖类物质和多种维生素，糖类物质中果糖含量占大部分，易被人体吸收，促进食欲，对肝炎患者的肝脏有保护作用。梨中果胶含量很高，比苹果更有助于消化，促进大便排泄。消化不良及便秘者餐后食之有益。

特别提醒

　　生梨性凉，食之过多伤脾胃，脾胃虚寒、呕吐、大便溏泄者不宜食；产妇、金疮患者、小儿痘后禁食。

【食疗方】

（1）夹沙梨

原料：梨750克，花生油750毫升（实耗少量），鸡蛋2个，桂花少许，干豆沙、淀粉、面粉、白糖各适量。

制作：将梨洗净，去皮除核，放入大碗中，撒上少许白糖，入蒸笼蒸熟取出；把梨捣碎成泥和面粉一起放入盆中，加入少许清水拌匀，再擀成长条形扁片；鸡蛋打破取蛋清，鸡蛋清中加入适量淀粉，用筷子搅成糊状；把白糖、干豆沙、桂花、1个蛋清同放入碗内，加少许清水搅匀倒在长条形扁片上，然后摊平卷成细长卷，再切成约6厘米长的段。用蛋糊抹匀面卷，封好口；将锅放火上，加入花生油烧热，投入面卷，炸至金黄色时捞出即成。

特点：本品具有滋阴清热、生津润燥、通便排毒的功效。适于阴虚燥热、咽干口渴、大便燥结者食用。

（2）五汁蜜膏

原料：去核鸭梨、萝卜各1000克，生姜250克，炼乳250克，蜂蜜250毫升。

制作：将梨、萝卜、生姜洗净切碎，分别以洁净纱布绞汁，取梨汁和萝卜汁放入锅中，先以大火煎熬成膏状，再加入姜汁、炼乳、蜂蜜搅匀，继续加热至沸，停火冷却后装瓶备用。每次1汤匙，以沸水冲化（可加黄酒少许）饮服，每日2次。

特点：此膏具有滋阴清热、润肺止咳、化解体内有害物质的功效。适于低热、久咳不止、虚劳等患者食用。

（3）雪梨罗汉果汤

原料：雪梨1个，罗汉果半个。

制作：雪梨洗净切块，与罗汉果加水煮约20分钟，稍温饮汤。

特点：此汤具有生津润燥、清热化痰、排出毒素的功效。适于阴虚有热的慢性咽炎者食用。

（4）梨汁粥

原料：梨3～5个，粳米50克，冰糖适量。

制作：将梨洗净，连皮切碎，捣取其汁去渣，与粳米、冰糖一起同入砂锅内，加水煮为稀粥，稍温服食，1天内分2～3次食完。

特点：此粥具有生津润燥、清热解毒止咳、调养脾胃的功效。适于小儿疳热厌食、热病伤津烦渴、风热咳嗽等患者食用。

 西瓜

西瓜，民间又称寒瓜，大多在盛夏成熟，瓤熟汁多，清暑解渴，中医称为"天然白虎汤"。

【营养成分】西瓜中营养丰富，每100克西瓜瓤含水分达94.1%，此外还含有丰富的糖类、蛋白质、胡萝卜素、氨基酸、苹果酸和多种维生素（尤其是维生素C），以及钙、磷、铁等人体不可缺少的营养物质。

【功效和作用】西瓜具有清热解毒、消暑除烦、止渴和利小便等功效。

西瓜中含有大量水分、多种氨基酸和糖，可有效补充人体的水分，防止水分散失而中暑；同时，西瓜利小便而排出体内多余的热量，故可清热解暑。

西瓜不仅果汁丰富之极，而且几乎包含人体所需的各种营养成分，可补充营养，有益健康。西瓜汁能促进排出体内代谢产物，清洁肾脏及输尿管，有美容作用。

西瓜中所含的瓜氨酸、精氨酸，具有利尿降压作用，所含的少量盐类对肾炎有辅助治疗作用；以西瓜为原料制成的西瓜霜有消炎退肿之效。

此外,西瓜翠衣(西瓜皮)营养亦十分丰富,具有消炎降压、促进新陈代谢、减少胆固醇沉积、软化及扩张血管、抗维生素 C 缺乏病（坏血病）等作用。

特别提醒

西瓜性寒,多食易伤胃肠,对肾炎重症的全身浮肿、排尿障碍者不宜食,对消化功能不良、脾胃虚寒、舌苔白腻者亦不宜食。

【食疗方】

（1）鲜西瓜汁

原料：鲜西瓜 1 000 克。

制作：西瓜去皮及瓜子,捣汁服用,每日 2 次。

特点：甘甜可口,具有清热解暑、除烦止呕、利大小便、排毒解毒等功效。适于热病烦渴、中暑头晕、干渴作呕、小便不利、尿路感染及大便干燥者服用。

（2）西瓜霜

原料：西瓜 1 个,芒硝适量。

制作：在西瓜的蒂部开一小洞,挖出瓜瓤,放入芒硝填满,用原挖出的西瓜小块塞上小洞,用绳捆住,吊于通风处,至析出芒硝结晶,刮取即得西瓜霜,可吹敷患处。

特点：具有消炎退肿解毒的功效。适于咽喉肿痛、暑热便秘、口舌生疮者食用。

（3）西瓜炒蛋

原料：西瓜瓤 250 克（黄色最佳）,鸡蛋 2 个,植物油、精盐各适量。

制作：将鸡蛋打入碗内,西瓜瓤切成小丁,用干净纱布包裹,略挤去部分水,然后放进盛有鸡蛋的碗内,加入精盐并调匀备用；炒锅放火上,倒入植物油并烧热,放入调好的瓜丁鸡蛋糊,炒熟即成。

特点：本品具有滋阴润燥、清咽开音、养胃生津、化解体内毒素的功效。适于阴虚内燥、肺虚久咳、咽痛失音、热病烦躁、胃燥口干、小便短赤者食用。

阴虚燥热体质者宜常食用，以滋阴润燥。

 7 香蕉

香蕉味道甜美，为果中佳品。

【营养成分】香蕉中含糖类十分丰富，其果糖与葡萄糖之比约为1∶1，可食部分富含水分及钙、磷、铁、多种维生素、果胶等营养成分，尚含有少量5-羟色胺和去甲肾上腺素等。

【功效和作用】香蕉具有清热生津、润肠解毒、养胃抑菌、降压降糖等功效。

香蕉中含有的糖类物质及人体所需的多种营养成分，可补充营养及能量，并能充饥；含钾丰富，能够为人体提供丰富的钾，可平衡钠的不良作用，对高血压患者有益；香蕉中所含的5-羟色胺等物质对胃黏膜有保护作用，对胃溃疡有改善作用。

香蕉性寒味甘，能清肠热、通大便、排毒素，热病烦渴、大便秘结者宜食之；香蕉中所含的大量糖类，能将体内致癌物质迅速排出体外，与其他作用联合而具有防癌抗癌的功效；香蕉对人体尚有消炎解毒、抑制血压升高等作用。

特别提醒

香蕉性寒，具有滑肠通便的功效。脾胃虚寒、大便溏泄者不宜生食、多食；胃酸过多者不可食之；急慢性肾炎及肾功能不全者忌食；香蕉不宜和甘薯同食。

【食疗方】

（1）香蕉粥

原料：新鲜香蕉250克，粳米100克，冰糖适量。

制作：新鲜香蕉去皮，切成丁状；粳米淘洗干净，将锅放火上加清水，加入粳米，用武火煮沸，再加入香蕉丁、冰糖，改用文火熬30分钟即成。

特点：此粥具有养胃止渴、滑肠通便、排出毒素、润肺止咳的功效。适于津伤烦渴、肠燥便秘、习惯性便秘、痔疮出血、久咳、高血压及动脉硬化者食用。无病者食之可强身健体、补脾润肺。

（2）香蕉橘子汁

原料：新鲜香蕉、橘子各 100 克，蜂蜜适量。

制作：新鲜香蕉去皮并捣烂成泥，橘子洗净捣烂加水取汁，将橘子汁混入香蕉泥中，再加入蜂蜜并调匀即可饮用。每日 2 次，连服数日。

特点：此汁酸甜可口，具有清热解毒、润肠通便、止咳化痰的功效。适于虚火上炎、大便秘结、痰多咳嗽者服用。

（3）油炸香蕉夹

原料：香蕉 200 克，豆沙馅 25 克，山楂糕 20 克，鸡蛋 1 个（取蛋清），淀粉、白糖、花生油各适量。

制作：香蕉去皮，切成长方形片，山楂糕碾成泥备用；香蕉片铺平，用山楂糕抹匀香蕉片的 1/3，并在上面盖一片香蕉片，抹上一层豆沙馅，再盖上一层香蕉片，然后用手将其轻轻压实，即成香蕉夹；鸡蛋清放入碗内，用筷子沿一个方向不断搅动成泡沫状，再加入淀粉拌成蛋清糊；将锅置火上，加入花生油，烧至六成热后，把香蕉夹放入蛋清糊中挂糊，投入锅中炸至金黄色时捞出，摆入盘内，撒上白糖即成，或白糖另放蘸食。

特点：本品香甜酥软，具有健脾胃、润肠道、排毒解毒的功效。适于脾胃虚弱、饮食减少、肠燥便秘、痔疮出血者食用。

 无花果

无花果又名天仙果、映日果、文光果等，味道甘淡稍甜，营养极其丰富。

【营养成分】无花果中除富含水分外，尚含有大量糖类、脂类、蛋白质、纤维素、维生素 A、维生素 B_1、维生素 C、维生素 E，多种矿物质（钾、钙、磷、镁、钠、锌、硒、锰、铁、铜），多种酶（脂肪酶、蛋白酶等），多种酸（柠檬酸、延胡索酸、琥珀酸、苹果酸、草酸、奎宁酸）以及人体必需的多种氨基酸等，可见其营养价值之高。

【功效和作用】无花果具有健脾化湿、润肠通便、利咽清肿、解毒抗癌等功效。

无花果中所含的多种酸、多种酶能帮助消化，促进食欲；酸类物质又具有抗菌消肿的作用；其所含的脂类丰富，故可润肠通便以排毒。

无花果中所含的维生素及其他成分可起到降血压、预防冠心病的作用；其所含的一些活性成分及芳香物质"苯甲醛"具有防癌抗癌作用，可预防肝癌、肺癌、胃癌的发生，延缓移植性腺癌、淋巴肉瘤的发展，促使其退化。

同时，无花果因其营养成分极其丰富，可有效补充人体的营养成分，增强机体的抗病能力。

特别提醒

脑血管意外、脂肪肝、正常血钾型周期性麻痹等患者不宜食用；大便溏泄者不宜生食。

【食疗方】

（1）无花果粥

原料：新鲜无花果10个，粳米100克，冰糖适量。

制作：新鲜无花果洗净，粳米淘洗干净备用；取一瓦罐，放入粳米及清水，以武火煮沸，加入无花果、冰糖，改用文火继续熬25分钟，粥熟即成，待温食用。

特点：此粥具有健脾止泻、清咽解毒清肿的功效。适于脾胃虚弱、食欲不振、消化不良、泄泻下痢、肺热咳嗽、咽喉肿痛及痔疮出血者食用。

（2）蜜枣无花果

原料：新鲜无花果2个，蜜枣2个，冰糖适量。

制作：新鲜无花果洗净，与蜜枣一起放于碗内，隔水炖烂，捣成泥；冰糖打碎研成细末，调入果泥中，搅拌均匀，待温食用。

特点：本品甘甜，具有润肺止咳、利咽解毒的功效。适于阴虚干咳无痰、咽喉疼痛、声音嘶哑者食用。

（3）无花果猪蹄

原料：干无花果 50 克，猪蹄 1 只，精盐、味精各适量。

制作：猪蹄去皮，洗净，顺趾缝剖开备用；炒锅置于火上，加入清水（以能淹没猪蹄为准）、猪蹄、干无花果及适量精盐，武火煮沸后，改文火炖至烂熟，调入味精即成。

特点：此菜具有养血通乳的功效。可用于妇女产后催乳。无病者食之可强身健体、润肤美容。

 罗汉果

罗汉果性凉味甘，果肉清甜，为水果中营养保健之佳品。

【营养成分】罗汉果中营养成分丰富，含有水，蛋白质、脂肪、糖类、维生素 B、维生素 C、矿物质（钾、钙、磷、钠、硒），还含有多种不饱和脂肪酸（亚油酸、油酸等 8 种）。尤其维生素 C 含量特别高，可与猕猴桃媲美。此外还含有一种比蔗糖甜 300 倍的非糖成分——罗汉果苷，此物质无一般食用糖作用，常用作甜味素。

【功效和作用】罗汉果具有清热凉血解毒、止咳化痰、润肠通便的功效。

罗汉果中含有人体所需要的多种营养成分，可补充人体营养，提高人体抗病能力，用于抗维生素 C 缺乏病、抗癌、抗衰老，老年人宜常食之。

罗汉果性凉味甘，含有多种不饱和脂肪酸，具有消炎清热、利咽润喉的功效。同时亚油酸、油酸等不饱和脂肪酸可降血脂，减少脂肪在血管内的沉积，可防治高脂血症、动脉硬化。

罗汉果中的糖苷无一般食糖作用，却又可令人产生饱腹感，且其含有大量膳食纤维，可减轻饥饿感，因此可用于治疗糖尿病，作为其食疗佳品。

特别提醒

罗汉果性凉，风寒感冒咳嗽者不宜食。

【食疗方】

（1）水晶罗汉果

原料：新鲜罗汉果 3 个，琼脂 30 克，红樱桃 5 个，冰糖少许。

制作：将新鲜罗汉果果壳敲破，取出瓤后用沸水冲泡 2 次，沥出果汁约 800 毫升备用；琼脂剪短，以温开水浸泡 30 分钟捞出；将琼脂放入锅内，倒入罗汉果汁，放入冰糖少许，以文火慢煎使之溶化，然后用纱布过滤，汁水放碗中，可将红樱桃切碎撒入汤液中，待其凝结即成。或待其凝结，将红樱桃切碎撒入即成。若放入冰箱冰镇后味道更佳。

特点：本品甘甜爽口，具有清热解毒、化痰、润肺止咳的功效。适于百日咳、痰火咳嗽、血燥便秘者食用。

（2）罗汉果粥

原料：新鲜罗汉果 1 个，猪瘦肉末 50 克，粳米 100 克，精盐、味精、香油各适量。

制作：新鲜罗汉果洗净拍碎，与猪瘦肉末一同入六成热油锅，武火煸炒 1 分钟后取出备用；另取一瓦罐，加入粳米、清水，武火煮沸后，加入罗汉果肉末，改文火续煮 20 分钟，调入精盐、味精、香油即成。

特点：此粥鲜香，具有清肺止咳、润肠通便排毒的功效。适于肺热咳嗽、气管炎、咽喉炎、老年性便秘等患者食用。

（3）罗汉果茶

原料：新鲜罗汉果 1 个，绿茶适量。

制作：先将新鲜罗汉果果壳敲碎，取出果瓤，切成薄片，取适量放入茶杯中，加入绿茶，以沸水冲泡 10 分钟饮用，每日 2 次。

特点：此茶具有生津止渴、清利咽喉的功效。适于咽喉炎、失音、暑热烦渴者饮用，亦可作为保健品饮用。

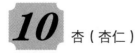 **杏（杏仁）**

杏味道酸甜，汁甘色美，营养丰富，杏仁的营养亦很丰富且用途

更广。

【营养成分】杏中含糖，其蛋白质、钙、磷、铁含量在水果中属较高者，并含有维生素A、维生素B_1、维生素B_2、维生素C等，以及柠檬酸、苹果酸、儿茶酚、番茄烃、黄酮类、杏仁油和各种氨基酸。

杏仁的营养比杏肉更丰富，榨出的油可食用、做糕点或入药。

【功效和作用】杏具有润肺止咳、化痰定喘、生津止渴、润肠通便、排毒抗癌的功效。

杏中含有多种营养物质，可补充人体营养，提高机体抗病能力，并且其维生素A含量丰富，具有保护视力、预防目疾的作用。

杏仁有甜杏仁和苦杏仁之分，二者在营养成分上一样，口味一个甜一个苦。通常甜杏仁食用，苦杏仁药用。甜杏仁有着丰富的营养价值，是市场上非常名贵的干果，可以生吃或直接烹制菜肴。甜杏仁中不仅含有丰富的不饱和脂肪酸、维生素E、优质蛋白质、膳食纤维，还含有钙、镁、锌、铁等矿物质，容易被人体吸收，夏季食用，不仅可以美容养颜，而且还有减肥功效。

苦杏仁可以被用来入药，其中含苦杏仁苷，具有较强的镇咳化痰作用，可用于各种咳嗽；其所含的柠檬酸、苹果酸等，具有生津止渴作用；其所含的杏仁油，可促进胃肠蠕动，润肠通便，预防便秘；其所含的维生素C、儿茶酚、黄酮类、苦杏仁苷等，对癌细胞有抑制作用，可防癌抗癌。

特别提醒

杏甘甜性温，多食易致热生疮，素有内热者慎食之。苦杏仁含有苦杏仁苷，可被胃酸水解，产生剧毒物质，故不可生食和多食；甜杏仁亦不可食之过量，尤其是年幼儿童。

【食疗方】

（1）杏仁豆腐

原料：甜杏仁100克，大米50克，琼脂10克，白糖、蜂蜜各适量。

制作：甜杏仁水泡后去皮，切碎备用；大米洗净，与甜杏仁加水磨成浆，再以纱布过滤取汁；琼脂洗净，放入锅内，加水100毫升，上笼蒸20分钟取出，再用纱布滤去杂质；将锅放火上，先放入琼脂汁、杏仁浆，煮沸后晾凉即成杏仁豆腐，用小刀划小块装盘；将锅放火上，加适量清水、白糖、蜂蜜，烧沸后起锅，淋于杏仁豆腐之上即可食用。

特点：杏仁豆腐鲜嫩可口，具有生津润燥、解毒的功效。适于口干唇燥、肺虚久咳、干咳少痰及大便干燥、老年性便秘、产后便秘等患者食用。常人食之，强身健体，养颜美容。

（2）金银菜猪肺汤

原料：猪肺1具，甜杏仁100克，蜜枣10个，白菜200克，芥菜干50克，精盐、味精、香油各适量。

制作：猪肺洗净切片，甜杏仁、蜜枣洗净备用；白菜择好洗净，芥菜干以温水泡开并洗净切段；锅中放入清水，用武火烧沸，然后将猪肺片、甜杏仁、蜜枣、芥菜干下到清水中，改文火煮30分钟，再加入白菜、精盐、味精、香油，继续煮5分钟起锅即成。

特点：此汤具有补肺润燥止咳、通便排毒的功效。适于燥热咳嗽、老年及产后便秘、体虚乏力、慢性咳喘等患者食用。

（3）杏仁雪梨

原料：杏仁2个，雪梨1个。

制作：雪梨洗净削去皮，将梨中间挖一大孔备用，杏仁洗净剥去皮并捣烂纳入梨中大孔内，隔水蒸20分钟至烂熟后食用。

特点：本品具有清肺解毒、润燥止咳的功效。适于燥热咳嗽者食用。

 11 猕猴桃

猕猴桃成熟后柔软多汁，果肉绿色或黄色，性寒味甘酸，气香，营养十分丰富，乃补体强身佳品。

【营养成分】猕猴桃中含有丰富的蛋白质、脂肪和钙、磷、铁，其所含的维生素C为水果之冠。此外，尚含有维生素A、维生素B及猕猴桃碱、氨基酸等营养成分。

【功效和作用】猕猴桃具有清热解毒、生津止渴、利水通淋的功效。

猕猴桃中含有蛋白水解酶、纤维素和果酸，能帮助消化食物，尤其是消化肉类食物，促进肠蠕动，帮助排便；其尚可作为汞的解毒剂，解毒护肝，并可用于乙醇中毒、维生素C缺乏病、过敏性紫癜、感冒、脾肿大、骨节风、热毒、咽喉痛等病的辅助治疗。

猕猴桃果汁能阻断致癌物质N-亚硝基吗啉在人体合成，预防多种癌症的发生，并能提高人体的免疫功能；其鲜果及果汁制品可降低胆固醇及三酰甘油，对高血压、高脂血症、冠心病等均有良好的保健作用。

猕猴桃中含有营养头发的多种氨基酸、泛酸、叶酸等物质，以及合成黑色颗粒的铜、铁和具有美容作用的镁，故有乌发美容的作用，被誉为"美容果"。

特别提醒

猕猴桃性寒，脾虚、大便溏泄者不宜食；风寒感冒、疟疾、寒湿痢、慢性胃炎、痛经、闭经、小儿腹泻等患者亦不宜食。

【食疗方】

（1）猕猴桃羹

原料：猕猴桃200克，苹果1个，香蕉2个，白糖、湿淀粉各适量。

制作：将3种水果分别洗净，切成小丁，放入锅内，加适量水煮沸，再加白糖，用湿淀粉勾薄芡，出锅即成。

特点：此羹酸甜味美，具有清热解毒、生津止渴的功效。适于烦热、消渴、食欲不振、消化不良者服用。常人食之，能增强防病抗病能力，泽肤健美。

（2）冰糖猕猴桃

原料：猕猴桃（去皮）250克，冰糖适量。

制作：猕猴桃洗净，去皮，切小块，置于碗中，放入冰糖，上笼蒸至猕猴桃肉烂熟，取出即可食用。

特点：此品具有生津养阴、解毒、降压降脂的功效。适于高血压、高脂血症、冠心病、咽喉疼痛、心烦口渴等患者食用。常人食之可滋润肌肤、乌发养颜。

（3）猕猴桃银耳羹

原料：猕猴桃 100 克，水发银耳 50 克，白糖适量。

制作：猕猴桃洗净，去皮，切片；水发银耳去杂，洗净撕片放于锅内，加水适量，煮至银耳熟，加入猕猴桃片、白糖，煮沸出锅即成。

特点：此羹酸甜适口，具有润肺生津、滋阴养胃解毒的功效。适于烦热、消渴、食欲不振、消化不良、肺热咳嗽及痔疮患者服用。常人食之可提高抗病能力，预防癌症，泽肤健美。

（4）猕猴桃酱

原料：鲜猕猴桃 1 000 克，白糖适量。

制作：选熟透的鲜猕猴桃，洗净沥干水并去皮；将白糖放入锅内，加适量清水熬成糖液，取出一半，将猕猴桃肉放入糖液中，煮沸 15 分钟左右，待果肉煮成透明无白心时，再倒入另一半糖液，继续煮 20 分钟，边煮边搅；煮好后，将果肉捣成泥状，离火，放凉，装入瓶中贮藏即可。每次食 20 克，每日 3 次。

特点：此酱味道酸甜，具有清热解毒、通淋、养阴生津的功效。适于热淋小便不通、口渴、痔疮等患者食用。

（5）蛋酥猕猴桃

原料：猕猴桃 500 克，鸡蛋 2 个，面粉、白糖、花生油各适量。

制作：猕猴桃洗净去皮，对半切开；鸡蛋磕于碗内，搅打起泡，放面粉，加花生油，制成蛋面糊；炒锅放火上，倒入花生油，烧至七成热，将猕猴桃逐片挂面糊下锅，炸至金黄色，捞起装盘；原锅放火上，锅内留油少许，加入清水、白糖，溶成糖液，将糖液淋于炸好的猕猴桃片上即成。

特点：本品甜软酥香，具有健脾利湿、益心养胃、排出毒素的功效。可用于尿路结石、肝炎等患者的饮食调养。

 草莓

草莓也称洋莓，不仅色泽美艳，而且味道酸甜，清香可口，营养丰富。

【营养成分】草莓鲜果中富含水分及诸多营养成分，其中维生素C含量较为丰富；草莓尚含有脂肪、糖类、蛋白质、胡萝卜素、维生素 B_1、维生素 B_2、烟酸、鞣花酸、柠檬酸、苹果酸、多种氨基酸以及钙、磷等矿物质，其果糖、蔗糖、葡萄糖、有机酸、矿物质的含量不但丰富而且比例适当。

【功效和作用】草莓具有凉血解毒、润肺生津、健脾和胃、补气益血的功效。

草莓中含有多种有机酸、维生素及矿物质，外敷可疗疮排脓，有凉血解毒、排脓生肌的功效；其所含的鞣花酸能保护人体组织不受致癌物质的伤害，且有一定的抑制恶性肿瘤细胞生长的作用，可防癌抗癌。

草莓中含的糖类、有机酸、矿物质比例适当，易被人体吸收，可以滋养阴血；其所含丰富的营养物质和微量元素，有助于增强机体免疫力，提高身体素质。

草莓有生津、健脾和胃的功效，饭前食用，可刺激胃液大量分泌，帮助消化。

特别提醒

痰湿内盛、肠滑便泻者不宜多食草莓。

【食疗方】

（1）冰糖草莓

原料：鲜草莓100克，冰糖20克。

制作：鲜草莓洗净捣烂，加冷开水100毫升调和并过滤取汁；冰糖捣碎，果汁加入冰糖，不断搅拌，使冰糖完全溶化，分2次饮用。

特点：本品具有润肺止咳的功效。适于咽干舌燥，干咳无痰等日久不愈者饮用。

（2）草莓橘瓣饮

原料：鲜草莓200克，鲜橘子100克，白糖适量。

制作：鲜草莓洗净，鲜橘子剥去外皮并分成橘瓣；上两者共放入砂锅内，加入白糖及清水，武火煮沸3分钟停火，待温饮用。

特点：此饮有生津和胃的功效。适于脾胃不和、食欲不振者饮用。

（3）奶油草莓

原料：鲜草莓250克，奶油50毫升，白糖适量。

制作：鲜草莓洗净，加入白糖拌匀，装盘内；将奶油挤在草莓上即成。

特点：此品具有滋补养血、生津润燥、养心安神、排毒等功效。适于气血亏虚、身体瘦弱、口干消渴、大便燥结、神经衰弱、失眠多梦及习惯性便秘者食用。健康者食之，可滋补强壮、滋润肌肤、抗衰延年，是美容及老年保健的佳品。

（4）红糖草莓膏

原料：鲜草莓200克，红糖150克。

制作：鲜草莓洗净捣烂，加入红糖调匀，制成红糖草莓膏，涂敷患处。

特点：此膏具有凉血解毒的功效。可用于疮疡肿痛。

13 大枣

大枣又称红枣、枣、干枣，味甘甜，因其被认为能补血补气，久服轻身延年，故为古人推崇备至。

【营养成分】大枣中营养丰富，干枣含糖量很高，还含有蛋白质、脂肪、钾、钙、磷、铁、胡萝卜素、维生素 B_1、维生素 B_2 等，特别是维生素C含量高，有"活维生素C丸"之称。

【功效和作用】大枣具有补脾和胃、益气生津、养血安神、解药毒等功效。

大枣中含丰富的维生素C，这对预防癌症有特殊意义。此外，大枣能降胆固醇和三酰甘油，对防治高血压、动脉硬化、冠心病、神经衰弱等病症有一定功效。

特别提醒

大枣能助湿生痰，令人中满，故湿盛脘腹胀满、食积者不宜食。

【食疗方】

（1）桂花大枣粥

原料：糯米 150 克，桂花 30 朵，大枣 10 个，白糖适量。

制作：桂花用水洗净备用；锅内加水，放入糯米，煮至五成熟时，放入大枣、白糖，待煮熟时，加入桂花搅匀即成。

特点：此粥具有健脾和中、化解体内毒素的功效。适于脾胃功能减退引起的各种症状者食用。

（2）大枣香菇汤

原料：大枣 15 个，香菇 15 个，姜、植物油、料酒、精盐、味精各适量。

制作：先将香菇洗净，大枣洗净、去核，将香菇、大枣与以上调料一起放入蒸碗内，加水盖严，上笼蒸 60 ～ 90 分钟，出笼即成。

特点：此汤具有益气活血、解毒的功效。适于高血压、冠心病等患者食用。

蔬菜类

 雪里蕻

雪里蕻又称雪菜、雪里红、春不老、霜不老，营养丰富，是芸薹属芥菜的栽培变种。

【营养成分】雪里蕻是一种营养价值较高的蔬菜，富含水分及蛋白质、脂肪、糖类、胡萝卜素、维生素 C、维生素 B_2、烟酸、钙、磷、铁等。

雪里蕻经过腌制加工，不仅可去除辛辣之味，增加香气和鲜味，保持青绿，质地嫩脆的特色，而且在营养上仍保持很高的维生素含量。

【功效和作用】雪里蕻具有解毒消肿、开胃消食、温中利气、明目利膈的功效。

雪里蕻中含有大量维生素 C，能参与机体重要的氧化还原过程，增加大脑中氧含量，激发大脑对氧的利用，有醒脑提神、解除疲劳的作用；有解毒之功，能抗感染和预防疾病的发生；抑制细菌毒素的毒性，促进伤口愈合，可辅助治疗感染性疾病。

雪里蕻组织较粗硬，含有胡萝卜素和大量膳食纤维，故有明目、宽肠通便的功效，可作为眼科患者的食疗佳品，还可防治便秘，尤适于习惯性便秘者食用。

雪里蕻腌制后有一种特殊的鲜味和香味，能促进胃肠消化功能，增进食欲。

特别提醒

雪里蕻含有大量膳食纤维，不易消化，小儿及消化功能不全者不宜多食。

【食疗方】

（1）清炒雪里蕻

原料：雪里蕻腌菜250克，蒜末30克，菜籽油、鲜汤各适量。

制作：雪里蕻腌菜洗净后拧干水，切细丝待用。锅烧热，加入适量菜籽油，至七成热时，入蒜末煸香，下雪里蕻煸炒，炒出香味后略加鲜汤，待汤干，盛盘中即可食用。

特点：此菜含有丰富的膳食纤维，具有宽肠开胃、通便排毒的功效。适于消化不良、纳呆食少、习惯性便秘等患者食用。

（2）雪里蕻炒百合

原料：雪里蕻腌菜150克，鲜百合100克，香油适量。

制作：雪里蕻腌菜洗净后拧干水，切极细丝，鲜百合洗净待用。锅烧热，下香油，待油烧至五成热时，放入雪里蕻煸炒，2～3分钟后，再加入鲜百合同炒，略加水，武火烧至百合熟时，即可起锅装盘。

特点：此菜具有解毒消肿、清热除烦的功效。适于感染性患者使用大量抗生素后致胃纳呆滞、口味不佳者食用。常人亦可食之。

（3）肉丝炒雪里蕻

原料：雪里蕻腌菜150克，猪肉、小冬笋各100克，菜籽油、鲜汤各适量。

制作：雪里蕻腌菜洗净切丝，入锅中煸干水后，装盘待用；猪肉切细丝，小冬笋切丁。锅烧热后，加入菜籽油，油烧至五成热时，下肉丝煸至断生后，再加入小笋丁，煸炒数遍，下雪里蕻同炒，酌加鲜汤，中火煮3～4分钟，盛入盘中即可食用。

特点：此菜肉红菜绿，质嫩味鲜，口味鲜美，具有明目除烦、解毒清热的功效。适于眼睛红肿热痛者食用，习惯性便秘、食欲不佳、心情烦躁等患者尤宜食用。

（4）雪菜汤

原料：雪里蕻100克，鲜香菇50克，肉末100克，水豆腐1碗，花生油、精盐各适量。

制作：雪里蕻洗净，拧干水切碎待用；鲜香菇洗净，切丁；锅中放入花生油后，入肉末、鲜香菇丁煸炒，至五成熟时，下雪里蕻，煸炒2～3分钟后，倒入水豆腐和适量水，烧滚后，酌加精盐，煮3～4分钟后盛入碗中即可食用。

特点：此汤味鲜气香，具有开胃醒脾、利水消肿、解毒的功效。适于体虚浮肿、四肢倦怠等患者食用，是水肿患者的食疗佳品。

 韭菜

韭菜又称草钟乳、起阳草等，是人们较熟悉的普通蔬菜，还是一种疗效较广的常用药物，四季可食，我国大部分地区都有栽培。冬季可培植成韭黄食用。

【营养成分】韭菜中含蛋白质、脂肪、苷类、生物碱、挥发性精油、苦味物质、碳水化合物、钙、磷、铁、胡萝卜素、维生素B_1、维生素B_2、维生素C、烟酸等。还含有挥发性物质硫代丙烯，以及杀菌物质甲基蒜素类。

【功效和作用】韭菜具有补肾助阳、温中开胃、降逆行气、活血解毒的功效。

现代研究表明，韭菜中维生素B_2含量较高，而维生素B_2是肝脏对化学物质解毒的辅助因子，可抑制二甲基氨基偶氮苯诱发小鼠肝细胞癌。

韭菜中含挥发性精油及硫化物等特殊成分，散发出一种独特的辛香气味，有助于增进食欲，增强消化功能。

韭菜中含有大量维生素和膳食纤维，能增进胃肠蠕动，治疗便秘，预防肠癌。

特别提醒

韭菜性味辛热，胃热炽盛及热性病症，不宜食；韭菜所含膳食纤维较多，而且比较坚韧，不易消化吸收，所以食用韭菜要挑鲜嫩的；一次不要食用太多，否则大量膳食纤维刺激肠壁可能引起腹泻。

【食疗方】

（1）韭菜拌蛋丝

原料：韭菜150克，鸡蛋1个，菜籽油、精盐、芥末、酱各适量。

制作：韭菜择净，洗后切段，开水焯过；再将鸡蛋打入碗中，用筷子搅匀。锅置中火上，油热后下鸡蛋，摊一层薄薄蛋皮，取出切细丝，然后韭菜与鸡蛋丝拌匀，加精盐、芥末、酱即可。

特点：此菜具有滋阴润肠、益气通便、排毒的功效。老年体虚恶寒或肠燥便秘者可食之。

（2）韭菜炒桃仁

原料：韭菜150克，核桃仁200克，食用油、精盐各适量。

制作：韭菜择净，洗后切成3厘米长的段；炒锅烧热，倒入食用油，下入核桃仁翻炒至色黄，下韭菜一起翻炒至熟，加少许精盐，炒匀即成。

特点：此菜具有温肾壮阳、补气滑肠、通便排毒的功效。适于肾亏腰痛、肺虚久咳、动则气喘及习惯性便秘的患者食用。

（3）奶汁韭菜

原料：韭菜600克，牛奶250毫升。

制作：韭菜洗净，切碎，绞汁，韭菜汁和牛奶搅匀后放火上煮沸，分次适量内服。

特点：此汁具有降逆止呕、补中益气、化解体内毒素的功效。适于噎膈、反胃等患者食用。

 油菜

油菜又名寒菜、芸薹、胡菜，全国各地均有栽培。油菜是人们喜爱的主要蔬菜之一。

【营养成分】油菜中的可食部分富含水分及蛋白质、脂肪、糖类、钙、磷、铁、维生素A、维生素B_1、维生素B_2、烟酸、胡萝卜素等。

【功效和作用】油菜具有解毒消肿、活血化瘀、宽肠通便、强身健体的功效。

油菜为低脂肪蔬菜，且含有膳食纤维，可减少脂类的吸收，防止血清胆固醇形成，故可用来降血脂。

油菜中所含的植物激素，能够增加酶的形成，对进入体内的致癌物质有吸附排斥作用，故可用来预防癌症。

油菜中含有大量的胡萝卜素和维生素 C，有助于增强机体免疫力；能促进皮肤细胞代谢，防止皮肤粗糙及色素沉着。此外，油菜还能增强肝脏的排毒机制，对皮肤疮疖、乳痈等有辅助治疗作用。

油菜中含有大量的膳食纤维，能促进肠道蠕动，增加粪便的体积、缩短粪便在肠腔停留的时间，从而治疗多种便秘，预防肠道肿瘤。

特别提醒

多种本草书上均载油菜为发物，产后、疥痘和有慢性病者应少食。

【食疗方】

（1）鸡油炒油菜

原料：油菜 300 克，鲜蘑菇 100 克，鸡油、花生油、黄油、鲜汤、精盐、糖、味精、湿淀粉各适量。

制作：油菜去老叶，洗净，切成 6 厘米长的段；锅烧热，放花生油，待油烧至五成热时，将油菜倒入煸炒，再加黄油、鲜汤烧至八成热时，放精盐、糖、味精、鲜蘑菇；再烧 1 分钟，用湿淀粉勾芡，浇上鸡油，装盘即成。

特点：此菜具有宽肠通便、解毒消肿的功效。适于习惯性便秘、痔疮、大便干结等患者食用，亦可作为感染性疾病患者的食疗蔬菜。

（2）清炒油菜

原料：油菜 350 克，菜籽油、精盐各适量。

制作：油菜洗净，切成 3 厘米长的段。锅烧热，下菜籽油，武火烧至七成热时，下油菜武火煸炒，酌加精盐，菜熟后起锅装盘即成。

特点：本菜具有活血化瘀、排毒、降血脂的功效。适于高血压、高脂血症等患者食用。

（3）凉拌油菜

原料：嫩油菜350克，香油、精盐各适量。

制作：油菜梗、叶分开洗净，切成3厘米长的段、沥干水，入沸水中煮熟，捞出沥水装盘，以香油、精盐拌食。

特点：此菜鲜嫩爽口，具有宽肠通便、排毒、降糖的功效。糖尿病、便秘等患者均可食用。

（4）二冬油菜

原料：油菜300克，水发香菇（冬菇）50克，冬笋50克，豆油、料酒、味精、酱油、白糖、葱末、姜末、湿淀粉、香油、黄豆芽汤各适量。

制作：油菜洗净，切成3厘米长的段；香菇洗净，择去根蒂，除去杂质，一切两半；冬笋去皮、洗净，切成薄片。锅置火上，放豆油烧至六成热，下入香菇、冬笋炸一下，待浮起后捞出；油菜倒入沸水锅中焯透捞出；姜、葱切成末。锅中留底油，下葱末、姜末炝锅，随即加入料酒、酱油、白糖、香菇、冬笋、油菜煸炒，再加入味精，黄豆芽汤，用湿淀粉勾芡，淋入香油即成。

特点：此菜具有强壮身体、降压降糖、宽肠通便、排毒的功效。适于年老体弱及高血压、冠心病、糖尿病等患者食用。

 苋菜

苋菜又称红苋菜、青香苋等，有红苋菜、绿苋菜等不同品种，一般于春夏之交应市。因苋菜药食兼优，为大多数人所喜爱。

【营养成分】苋菜中营养丰富，富含水分、蛋白质、糖类、脂肪、胡萝卜素、维生素 B_1、维生素 B_2、维生素C、烟酸、钙、磷、铁等。红苋菜中还含有钾、钠、镁、氯。

【功效和作用】苋菜性味甘凉，长于清利湿热、清肝解毒；苋菜中富含蛋白质、脂肪、糖类及多种维生素和矿物质，可为人体提供丰富的营养物质，有利于强身健体，提高机体的免疫力，有"长寿菜"之称。

苋菜中钙、铁的含量较高。与菠菜不同的是，苋菜中不含草酸，所含钙、铁进入人体后很容易被吸收利用；苋菜能促进小儿的生长发育，对骨折的愈合具有一定的作用。

特别提醒

苋菜性凉，阴盛阳衰体质、脾虚、大便溏泄或慢性腹泻者，不宜食。

【食疗方】

（1）凉拌苋菜

原料：苋菜300克，大蒜5克，精盐、香油、味精各适量。

制作：苋菜洗净，放入沸水中焯一下捞出；大蒜捣成泥状，将焯好的苋菜放入盘中，放蒜泥、精盐、香油、味精，拌匀即成。

特点：此菜清淡凉爽，具有解毒、开胃助食的功效。适于胃纳不佳、饮食不香、脘腹痞满等患者食用。

（2）苋菜豆腐汤

原料：苋菜200克，水发虾米20克，豆腐150克，大蒜、菜籽油、精盐、味精各适量。

制作：苋菜洗净，放入沸水中焯一下，捞出沥干水；水发虾米切末；豆腐切成小块，大蒜捣成泥；炒锅放火上，加入菜籽油，油热后下蒜泥，煸出香味后下水发虾米和豆腐块，用少许精盐焖1分钟，再加水和适量精盐；将汤烧开，下入苋菜再烧开即离火装碗，调味精即成。

特点：此菜具有清热解毒、生津润燥的功效。适于肝胆火旺、目赤咽肿者食用。

（3）苋菜汤

原料：苋菜200克，油、高汤、盐各适量。

制作：取苋菜嫩尖洗净，锅内下油烧热，入苋菜，武火炒片刻，再加高汤文火煨熟，起锅前放盐搅匀，装入碗中即成。

特点：此汤清淡凉爽，具有通利二便、排毒解毒的功效，是燥热便秘者的理想食疗佳品。

（4）紫苋粥

原料：紫苋菜150克，粳米60克，盐少许。

制作：紫苋菜洗净，切碎，放入锅内，加入洗净的粳米，再加适量水和盐，武火烧沸，改为文火煮粥熟即成。

特点：此粥具有清热止痢、排毒的功效。适于老年体虚、大便不畅等患者食用，常人食之可补益脾胃、强身健体。

大白菜

大白菜又名白菜、黄芽菜、结球白菜，是我国北方地区冬季的主要蔬菜，全国各地均有栽培。

【营养成分】大白菜中富含水分、蛋白质、脂肪、糖类、胡萝卜素、维生素 B_1、维生素 B_2、维生素C、烟酸、钙、磷、钾、钠、镁，并含有铁、硅、锰、锌、钼、硼、铜、镍、钴、硒等营养成分。

【功效和作用】大白菜具有清热解毒、除烦、通利肠胃、消食养胃的功效。

大白菜中含有大量的膳食纤维，可促进肠道蠕动，帮助消化，防止大便干燥，促进排便，稀释肠道毒素，既能缓解便秘，又有助于营养吸收。

大白菜中含有蛋白质、脂肪、多种维生素及钙、磷、铁等矿物质，常食有助于增强机体免疫力，对减肥健美具有一定的作用。

此外，其所含的微量元素"钼"可抑制机体对亚硝胺的吸收、合成和积累，有一定抗癌作用。大白菜中的有效成分能降低人体胆固醇水平，增加血管弹性，常食可预防动脉硬化和某些心血管疾病。

特别提醒

凡胃寒腹痛、大便溏泄及寒痢者不可多食。

【食疗方】

（1）开水白菜

原料：大白菜心 500 克，精盐、味精、胡椒粉、高汤各适量。

制作：大白菜心洗净，放入沸水中焯至断生，立即捞入凉开水中漂凉，再捞出顺放在菜墩上，用刀修整齐，放在汤碗内，加精盐，上笼用武火蒸 2 分钟取出，滗去汤；用沸水 250 毫升过 1 次，沥水，炒锅置武火上，放入高汤，再加入少许胡椒粉，烧沸后，撇去浮沫，倒入盛有大白菜心的汤碗内，上笼蒸熟加味精即成。

特点：本菜汤清如水，菜绿味鲜，具有益胃、通便排毒、增强食欲的功效。适于热病愈后体虚消化力弱、大便不畅等患者食用。

（2）爽口白菜

原料：大白菜 300 克，香油、酱油、醋各适量。

制作：选大白菜的嫩菜心横切，整放盘中，将香油、酱油、醋煮沸后浇 2～3 次，即成。

特点：此菜具有清热解毒的功效。肺胃蕴热、口燥食少者食之有益。

（3）炒黑白菜

原料：大白菜 250 克，水发黑木耳 100 克，花椒、葱末、味精、精盐、酱油、湿淀粉、花生油各适量。

制作：泡发好的黑木耳择洗干净，选大白菜的中帮或菜心，片成小片。炒锅置火上，放入花生油，烧热，下花椒、葱末炝锅，随即下入白菜片煸炒，炒至白菜片油润明亮时，放入黑木耳，加酱油、精盐、味精，炒拌均匀，用湿淀粉勾芡，即可出锅。

特点：此菜具有清热解毒、降压通便等功效，是理想的保健菜肴，适于高血压、冠心病和肥胖症等患者食用。

（4）扒二白

原料：大白菜 300 克，芦笋 100 克，料酒、精盐、味精、葱段、姜片、湿淀粉、豆油、鲜汤各适量。

制作：将大白菜去老帮、叶，从中一切两半，放入沸水中焯透，捞出过凉，挤干水，顺切成条，菜心朝上码放在盘中间；芦笋洗净，切片，摆在大白菜周围。炒锅放油，烧热，下入葱段、姜片煸香，加入鲜汤，烧沸，将葱段、姜片捞出，撇去浮沫，加入料酒、精盐、味精，将码好的大白菜、芦笋轻轻推入锅中，煨透入味，用湿淀粉勾芡，整齐地倒入盘中即成。

特点：此菜清淡，具有健脑、解毒、降压的功效。适于对高血压、高脂血症、癌症等患者食用。

 结球甘蓝（包心菜）

结球甘蓝又名包心菜、卷心菜、洋白菜、包菜等，在我国各地均有栽培。

【营养成分】包心菜中富含水分，并含多种人体必需氨基酸，如色氨酸、赖氨酸等。还含有维生素 C、维生素 A、维生素 U（氯化钾硫氨基酸）、胡萝卜素、维生素 B_1、维生素 B_2、烟酸、蛋白质、脂肪、钙、磷、铁、钾、钠、锌、硒、钼、羟基丙二酸（丙醇二酸）、芥子油、植物杀菌素等。

【功效和作用】包心菜具有利五脏、调六腑、填脑髓、清热解毒、止痛的功效。

包心菜中的羟基丙二酸可阻止糖类在机体内转化成脂肪，阻止胆固醇沉着在血管壁，因而，有预防肥胖及血管硬化的作用，适于中老年人食用，尤其适于已有血管硬化和高血压症状的中老年人食用。

包心菜中的维生素 C 不仅单独存在，而且还以维生素 C 的结合物存在，故在烹调过程中，不仅很少被破坏，而且其结合物可转化成维生素 C；维生素 A 具有促进幼儿生长发育，维持正常视力，防治夜盲症等功能；硒可以防治弱视，并可增强体内白细胞的杀菌力和抵抗重金属对人体的毒害。

包心菜中含有大量人体必需营养素，如多种氨基酸、胡萝卜素等，这些营养素都具有提高人体免疫功能的作用；包心菜中含有丰富的维生素 A、钙和磷，这些物质是促进骨骼发育，防治骨质疏松的主要营养物质，所以常食包心菜有利于儿童生长发育和老年人骨骼健壮，对促进血液循环也有很大的好处。

包心菜中含有维生素 U 样因子，比人工合成的维生素 U 的效果要好，能促进胃溃疡、十二指肠溃疡的愈合，新鲜菜汁对胃病有治疗作用。

包心菜中含有较多的微量元素钼能抑制亚硝胺的合成，具有一定的抗癌作用。

此外，包心菜中的果胶及大量膳食纤维能够阻止肠吸收毒素，并促进排便，达到防癌的目的。

特别提醒

包心菜含有膳食纤维较多，且质硬，故脾胃虚寒、泄泻以及小儿脾弱者不宜多食。

【食疗方】

（1）酸辣包心菜

原料：包心菜 300 克，蒜泥、葱末、胡椒粉、醋、精盐、辣椒油、香油各适量。

制作：洗净的包心菜切成 3～4 厘米的细长条，放入滚开水中焯一下取出，配上蒜泥、葱末、胡椒粉、精盐、醋、辣椒油，然后倒入香油拌和均匀即成。

特点：此菜具有滋养脾胃、开胃增食、祛腻解毒的功效。适于脘腹痞满、不欲饮食、口中黏腻等患者食用。

（2）蒜拌包心菜

原料：包心菜 250 克，大蒜 25 克，精盐、味精、醋、白糖、芝麻酱、香油各适量。

制作：包心菜去掉青帮，斜切成棋子块，用沸水焯熟，放入凉开水中冷却，捞出挤干水备用；大蒜拍后剁碎，放入包心菜中，撒入精盐、味精（用温开水泡开），加上醋、白糖，拌匀装盘，芝麻酱用香油调稀，淋在包心菜上即成。

特点：此菜凉爽适口，蒜香味浓，具有清热祛腻、解毒杀菌的功效。适于夏季食用。

（3）健康沙拉

原料：包心菜100克，鲜黄瓜100克，胡萝卜50克，苹果100克，酸奶150克，白糖、醋、精盐各适量。

制作：将包心菜洗净，鲜黄瓜、胡萝卜、苹果分别清洗干净，去皮，以上四物均切成细丝，将切好的包心菜丝用精盐拌一下，挤干水，与其他主料放在一起，放入白糖、醋拌匀，倒入盘中，食用时浇上酸奶即成。

特点：此菜色彩美观，甜、酸、咸适口，营养丰富，具有清热解毒、开胃导滞的功效。适于夏季暑热、食欲不振、胃纳不佳及食积饱胀者食用。

（4）清蒸包心菜肉卷

原料：嫩包心菜250克，五花肉100克，鸡蛋清2个，淀粉50克，葱末、姜末共15克，水发木耳25克，香菇丁10克，火腿丁10克，豌豆15克，精盐、料酒、味精、鲜汤、熟猪油、香油各适量。

制作：五花肉洗净，剁成泥放入碗中，加葱末、姜末、鸡蛋清（1个）、淀粉（25克）、味精、料酒（适量）和熟猪油、鲜汤各少许，搅拌成馅；再取碗1只，放入鸡蛋清（1个）、淀粉（25克），搅打成糊，待用。包心菜叶放开水锅内烫一下，用凉水投凉，挤干水，用刀削去粗筋，张开后切成5厘米宽的长条，用净湿布1块，铺在案板上，将包心菜在布上并排铺4条，用糊在包心菜上抹匀，再铺上一层包心菜，再在包心菜上抹一层糊，而后将肉泥先在靠边一条抹上，由外向里卷，卷成卷，平放在浅碗内，上蒸笼蒸熟取出，切成3.5厘米长的段，上放香菇丁、火腿丁、木耳、豌豆、味精、料酒、精盐，上蒸笼再蒸1次取出，淋少许香油，上桌即可食用。

特点：此菜外形美观，汤鲜菜烂，营养丰富，有清热、通便排毒的功效。适于脾虚胃胀、食少便秘者食用。

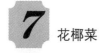 花椰菜

花椰菜又名花菜、菜花，是甘蓝的一个变种。全国各地均有栽培，是大众化家常蔬菜，主要供食部分是花椰菜的花球。

【营养成分】花椰菜中营养丰富，主要含有钙、磷等矿物质及多种人体所需的微量元素，还含有维生素 B_1、维生素 B_2、维生素 C、蛋白质、脂肪、多种碳水化合物、多种吲哚衍生物等成分，尤其以维生素 C 含量为最多。花椰菜含膳食纤维少，适于消化能力不强及肠胃病患者食用。

【功效和作用】花椰菜具有开胃消食、化滞消积、排毒的功效。

花椰菜中含有萝卜硫素及多种吲哚衍生物。成为人体抵抗癌症的有力武器，所以常吃花椰菜大有裨益。花椰菜被世界科学家列入抗癌食谱。

另外，花椰菜中含维生素 C 多，能够提高机体免疫力，可防止感冒和维生素 C 缺乏病的发生。

特别提醒

花椰菜的烹调一定要得法，炒煮时间不宜过长，加盐不宜早，否则容易破坏防癌抗癌的营养成分。

【食疗方】

（1）奶油花椰菜

原料：花椰菜 200 克，牛奶 50 克，精盐、淀粉、猪油、味精各适量，肉汤少许。

制作：将花椰菜切成 3 厘米长的条，用开水焯一下；锅置火上，下猪油，烧热，倒入花椰菜，放点肉汤或水，待花椰菜八成熟时，放入精盐和味精，将牛奶调入淀粉，倒在花椰菜上，调匀，成乳白色汁，烧开即成。

特点：此菜汤汁色白，味道香醇，具有开胃消食、解毒的功效。

（2）珍珠花椰菜

原料：花椰菜 200 克，罐装玉米笋 100 克，花生油、精盐、味精、湿淀

粉各适量，鲜汤少许。

制作：将花椰菜掰成小朵，入开水锅内，焯至八成熟，捞出，用凉水过凉，沥干水；玉米笋切成 1.5 厘米长的段。锅置火上，放入花生油，烧至六成热，即下花椰菜煸炒，放精盐、玉米笋，加鲜汤，视汤汁浓稠时，用湿淀粉勾芡，淋入熟花生油少许，放入味精起锅，装入盘中即成。

特点：此菜汤色奶白，花椰菜鲜嫩，具有消食化滞、开胃增食、化解体内毒素的功效。适于胃纳不佳者食用。

（3）里脊花椰菜包

原料：花椰菜150克，猪里脊肉150克，水发木耳50克，熟火腿末25克，鸡蛋清1个，花生油500克（实耗少量），精盐、味精、葱丝、湿淀粉、鲜汤、香油各适量。

制作：将花椰菜摘成若干个如樱桃大小的小朵，清水洗净；猪里脊肉剔去筋膜，洗净放在案板上，片成若干片厚约0.1厘米的薄片，装在碗内，加鸡蛋清、少许精盐和湿淀粉，轻轻抓匀上浆；木耳去蒂，洗净，大朵摘小。把浆好的猪里脊肉片一片一片地平摊在案板上，每片上放1小朵花椰菜，撒上少许熟火腿末，包起，即成花椰菜包坯料。锅置火上，放花生油，烧至五成热，将做好的花椰菜包分散下入，用筷子搅开，炸2～3分钟，见花椰菜浮出油面、内部已七八成熟时，用漏勺捞起，控油，装入盘内，撒上葱丝；原锅留少许底油，再烧至七成热，下入木耳，煸炒几下，随即放精盐和适量鲜汤，烧开，放进味精拌匀，用湿淀粉勾芡，淋入少许香油，浇在花椰菜包上即成。

特点：此菜软香可口，营养丰富，具有滋补开胃、化解体内毒素的功效。适于大病恢复后调养，也可作为肿瘤患者身体虚弱及肿瘤手术后、化疗后、放疗后食用。

 菠菜

菠菜又称赤根菜、波斯草、鹦鹉菜等，我国各地均有栽培，是冬春时节少有的绿叶蔬菜之一。

【营养成分】菠菜中富含蛋白质、多种维生素和钙、磷、铁、钾、钠、镁、硒等，并含脂肪、糖类，还含有草酸等。

菠菜中的蛋白质含量很高，胡萝卜素和维生素 C 的含量也很高，还富含有对健脑极为重要的维生素 B_1、维生素 B_2。

【功效和作用】菠菜具有养血止血、敛阴润燥、通肠排毒的功效。

菠菜中含有大量的膳食纤维，具有促进肠道蠕动的作用，利于排便，且能促进胰腺分泌，帮助消化；菠菜所含的酶，对胃和胰腺的分泌功能也有促进作用，有利于食物的消化。

所含的胡萝卜素，在人体内转变为维生素 A，能维护正常视力和上皮细胞的健康，增加预防传染病的能力，促进儿童生长发育；所含维生素 C、钙、磷，以及一定量的铁、维生素 E、维生素 P、辅酶 Q 等有益成分，能供给人体多种营养物质，其所含的铁质，对缺铁性贫血有较好的辅助治疗作用。

菠菜中所含的维生素 E、6- 羟甲基喋啶二酮及微量元素物质，能促进人体新陈代谢，延缓衰劳，大量食用菠菜，可降低中风的危险。菠菜提取物具有促进培养细胞增殖作用，既抗衰老又增强青春活力，清洁皮肤毛孔，减少皱纹及色素斑，保持皮肤光洁。

特别提醒

菠菜中所含草酸与钙能结合成草酸钙，使肾炎患者的尿色混浊，管型及盐类结晶增多，故肾炎和肾结石者不宜食。

菠菜中所含的铁质，很多是不能被人体所吸收和利用的；所含的钙，又往往与菠菜内的草酸结合，变成草酸钙，机体也不能很好吸收利用，所以要靠菠菜中的铁、钙补血是不大可能的。

菠菜的做法很有讲究。做法得当，不但鲜美可口，且有较好的保健价值，如做法不当，不但有涩味，而且有碍人体的身体健康。菠菜凉拌、做汤或做馅，最好先用滚沸的开水焯一下，这样做，可以去掉大部分草酸，对身体有利，且又消除了涩味。但焯的时间不宜太长，以免影响其营养成分和口感。

【食疗方】

（1）金苓菠菜汤

原料：石斛、茯苓各10克，沙参6克，菠菜200克，素汤（豆芽加水熬炼而成）400毫升，精盐、花生油、葱白、姜块、味精各适量。

制作：石斛、茯苓、沙参以水煎取汁100毫升；菠菜洗净，切4厘米长的段，葱白切段，生姜切片拍松；将菠菜用开水焯一下捞出；炒锅放武火上，加花生油烧热，下葱段、生姜煸出香味，挑去生姜；爆入精盐，倒入药液和素汤，烧沸后倒入菠菜，汤沸后调味精即成。

特点：此菜由菠菜配以甘淡清热滋补的药物，具有益胃养阴、健脾助食、润肠通便、排毒的功效。适于胃纳不佳或大便不通者食用，糖尿病、口渴多饮者亦可食之。

（2）鸡茸菠菜

原料：菠菜300克，鸡脯肉100克，鸡蛋清1个，湿淀粉30克，猪油、酱油、味精、胡椒粉、姜汁、鸡油、精盐各适量。

制作：先将鸡脯肉打成茸，加进鸡蛋清、精盐、姜汁、湿淀粉、胡椒粉，一起搅拌成糊；菠菜择洗干净，入开水中焯熟，再入凉水中漂洗，沥干水，将菠菜1～2根为一束，外挂鸡肉糊，逐个入沸汤中汆熟，装入碗中。将锅内清汤烧开，放入味精、胡椒粉、酱油及鸡油、猪油，轻轻盛入碗中即成。

特点：此菜具有滋阴养血、润肠通便、排毒的功效。适于体质虚弱及习惯性便秘等患者食用。

（3）芝麻菠菜

原料：菠菜300克，熟芝麻15克，香油、精盐、味精各适量。

制作：菠菜切去根，掐去老叶，洗净。锅置火上，倒入水，烧开，下入菠菜略烫一下，捞出，用凉开水浸凉，沥干水，将菠菜切成4厘米长的段，放入盘中，加精盐、味精、香油，撒上熟芝麻拌匀即成。

特点：此菜具有健胃助消化、通利大便、排毒解毒的功效。适于饮食停滞、胃纳不佳及便秘患者食用。

（4）三丝菠菜

原料：菠菜300克，胡萝卜30克，冬笋20克，水发香菇15克，熟猪油、鲜姜、精盐、味精各适量。

制作：选鲜嫩菠菜，择去黄叶，切去根，洗净沥水，切成3厘米长的段，放在开水锅中略焯一下，捞出，沥干水；胡萝卜洗净，去皮，切成3厘米长的细丝；冬笋去老皮及根，切成细丝；香菇去根蒂，洗净，切成细丝；鲜姜去皮，切成末。炒锅置火上，加熟猪油烧至六成热，放入姜末及胡萝卜丝、冬笋丝、香菇丝，煸炒至熟，再放入菠菜、精盐、味精，淋上熟猪油，盛入盘中即成。

特点：此菜具有清热解腻、通便涤肠、排毒的功效。适于饮酒过度、不欲饮食、脘闷呕恶以及便秘等患者食用。

 芹菜

芹菜又名香芹、水芹、旱芹等，我国各地均有栽培，是一种别有风味的香辛蔬菜。

【营养成分】芹菜中含有水分、蛋白质、脂肪、糖类、胡萝卜素、维生素 B_1、维生素 B_2、烟酸等，还含有芹菜苷、佛手柑内酯、丁基苯酞、芫荽苷、甘露醇、钙、磷、铁及游离氨基酸等。

人们吃芹菜习惯择去芹菜的叶，其实，芹菜中的各种营养成分，叶比茎所含的要高2～7倍，所以应连叶吃为好。

【功效和作用】芹菜具有清热除烦、平肝调经、利水解毒、凉血消肿止血的功效。

芹菜中含酸性降压成分，可降血压；含利尿有效成分，消除体内水钠潴留，利尿消肿。

芹菜中含膳食纤维较多，可以加快粪便在肠内的运转时间，减少致癌物与结肠黏膜的接触，达到防结肠癌的目的。

芹菜中含铁量较高，能补充妇女经血的损失，养血补虚。

特别提醒

芹菜性凉质滑，故脾胃虚寒、肠滑不固者食之宜慎。

【食疗方】

（1）芹菜拌干丝

原料：芹菜150克，豆干180克，葱、生姜、花生油、精盐、味精各适量。

制作：芹菜洗净切去根头，切段；豆干切细丝，葱切段，生姜拍松；炒锅置武火上，倒入花生油，烧至七成热，下生姜、葱煸过，加精盐，倒入豆干丝再炒5分钟，加入芹菜一起翻炒，放入味精，炒熟起锅即成。

特点：此菜鲜香可口，具有降压平肝、通便排毒的功效。适于高血压、大便燥结等患者食用。

（2）杏仁豆腐芹菜

原料：炒熟的杏仁15克，嫩豆腐300克，芹菜100克，荸荠50克，花生油、酱油、精盐、味精、蒜末、葱末、青椒、姜末、汤料、料酒、香油、湿淀粉各适量。

制作：嫩豆腐洗净，切成约2厘米长的丁，用酱油、葱末、蒜末、姜末腌约1小时，然后用花生油将已腌的豆腐丁炸成黄色时捞出，沥干油；青椒切成方块，芹菜择洗干净，切成段；荸荠切成片。锅置火上，倒入花生油，烧至六成热，倒入芹菜、荸荠、青椒、杏仁、葱末，煸炒至脆嫩，放入炸好的豆腐丁、汤料、湿淀粉、精盐、味精、香油、料酒混匀，起锅装盘即成。

特点：此菜鲜美可口，具有补中益气、清热解毒、除烦的功效。适于大便秘结者经常食用。

（3）香干烧芹菜

原料：芹菜250克，香干2块，植物油、香油、味精、料酒、精盐各适量，葱末少许。

制作：芹菜洗净，去根、叶和老筋，切成段，焯水；香干片成两片，切成锯齿细条。锅烧热加植物油，葱末炝锅，下芹菜煸炒至熟，下香干，烹料酒，放精盐、味精，淋香油，颠翻均匀后出锅即成。

特点：此菜清淡翠绿，具有养神益力、平肝、清热解毒的功效。适于失眠多梦、高血压等患者食用。

（4）拌芹菜

原料：鲜芹菜300克，精盐、酱油、味精、香油、米醋各适量。

制作：先将芹菜洗净切段，沸水煮熟捞出，稍凉后盛入碗中，加精盐、酱油、味精、米醋和香油，拌匀，佐餐食用。

特点：此菜具有通血脉、降血压、祛风明目醒脑、利水解毒的功效。适于肾阴虚的动脉硬化、高血压及肺阴虚之咳嗽、喘息等患者食用。

（5）芸豆拌芹菜叶

原料：芹菜叶200克，芸豆100克，胡萝卜50克，香油、精盐、白醋各适量。

制作：芹菜叶洗净，入沸水中焯一下，捞入冷水中过凉，捞出，挤干水，切成碎末，放在容器中；芸豆用清水浸泡，洗净，放锅中，加清水煮至烂熟捞出晾凉；胡萝卜去皮，洗净，放沸水锅中煮熟，捞出晾凉，切成小丁。芸豆、胡萝卜丁放入盛芹菜叶的容器中，加精盐、白醋和香油拌匀，盛入盘中即成。

特点：此菜具有清热解毒、平肝的功效。适于高血压等患者食用。

 茼蒿

茼蒿又名蓬蒿、菊花菜、蒿菜等，各地叫法不一，有一种特殊气味。

【营养成分】茼蒿中富含水分、蛋白质、脂肪、糖类、胡萝卜素、维生素 B_1、维生素 B_2、烟酸、维生素 C、钙、磷、铁、钾、钠、镁、氯等。

【功效和作用】茼蒿具有清心养胃、解毒化痰、宽中理气的功效。

茼蒿中含有特殊香味的挥发油，有助于消食开胃，增加食欲，并且所含的膳食纤维有助于肠道蠕动，促进排便，达到通腑利肠的目的。

茼蒿中含丰富的维生素及多种氨基酸，可以养心安神，润肺补肝，稳定情绪，防止记忆力减退；气味芬芳，可以消痰开郁，避秽化浊。

茼蒿中含有多种氨基酸、脂肪、蛋白质及含量很高的钠、钾等矿物质，能调节体内水钠代谢，通利小便，消除水肿；茼蒿含有一种挥发性的精油，以及胆碱等物质，具有降压、补脑的作用。

特别提醒

茼蒿辛香滑利，胃虚泄泻者不宜多食。

【食疗方】

（1）茼蒿蛋白饮

原料：鲜茼蒿250克，鸡蛋2个，香油、精盐各适量。

制作：将鲜茼蒿洗净，鸡蛋打破取蛋清；茼蒿加适量水煎煮，快熟时，加入鸡蛋清煮片刻，调入香油、精盐即成。

特点：此饮具有降压、止咳、安神、化解体内毒素的功效。适于高血压引起的头晕头痛、咳嗽咯痰及睡眠不安者食用。

（2）茼蒿豆腐羹

原料：茼蒿100克，豆腐200克，虾米20克，鸡蛋清1个，淀粉15克，精盐、白糖、香油、汤各适量。

制作：豆腐洗净，切成小方块；虾米泡发好，加入鸡蛋清及淀粉拌匀；茼蒿洗净，用沸水烫熟，挤干水，切成茸。炒锅置火上，下汤，烧沸，依次下豆腐、虾米及茼蒿，煮沸后，加入精盐、白糖、香油，用少许淀粉勾芡起锅即成。

特点：此菜香鲜可口，软滑味醇，营养丰富，具有和脾利湿解毒、清心养胃的功效。适于便秘、口臭、食欲不振及高血压患者食用。

（3）拌茼蒿

原料：茼蒿300克，香油、精盐、白糖、味精各适量。

制作：择去茼蒿叶，只取茼蒿茎，洗净，放入沸水中烫一下，捞出，用冷水漂凉，捞出沥干水，切成3厘米长的段，放在容器中，加精盐拌匀，腌10分钟。将腌好的茼蒿茎滗去水，加白糖、味精、香油拌匀，盛入盘中，即可食用。

特点：此菜具有和脾利湿、通腑解毒、化痰的功效。适于便秘、小便不利、食欲不振及高血压等患者食用。

 薤菜

薤菜又名空心菜、瓮菜、竹叶菜等，是夏秋高温季节主要绿叶蔬菜之一。

【营养成分】薤菜中含有多种营养成分，是一种营养非常丰富的绿叶蔬菜。主要含胰岛素成分、游离氨基酸及蛋白质、脂肪、糖类、胡萝卜素、维生素 B_1、维生素 B_2、维生素 C、钙、铁、磷等。薤菜比其他各种蔬菜含有的营养成分都全面，且含量高，老人、妇女、儿童食之尤宜。

【功效和作用】薤菜具有清热解毒、凉血利尿的功效。

薤菜中膳食纤维含量极为丰富，由纤维素、木质素和果胶等组成。果胶能使体内有毒物质加速排泄，木质素能提高巨噬细胞吞食细菌的活力，杀菌消炎，治疮疡痈疖等。

薤菜中的大量膳食纤维，可增进肠道蠕动，加速排便，对于防治便秘及减少肠道癌变有积极作用。

薤菜中含有丰富的维生素 C 和胡萝卜素，这些物质有助于增强体质，防病抗病。此外，薤菜中的叶绿素，可洁齿防龋，润泽皮肤。

特别提醒

薤菜性寒滑利，体质虚弱、脾胃虚寒、大便溏泄者不宜多食。

【食疗方】

（1）车前绿薤汤

原料：车前子15克，薤菜200克，蒜、生姜、精盐、味精、花生油各适量。

制作：车前子用纱布包，清水煎取汁200～300毫升，备用；薤菜摘取叶，清水洗净控干；蒜拍松，生姜切片；炒锅倒花生油烧热，姜片煸过，爆蒜，倒入药汤，下精盐，再加水，烧沸放入蕹菜，汤沸，菜略断生，调入味精即成。

特点：汤清菜绿，具有清热利尿、解毒的功效。对于小便不利、尿少水肿患者有良好作用。

（2）蕹菜鸡蛋汤

原料：蕹菜150克，鸡蛋1个，葱花、花生油、精盐、味精各适量。

制作：蕹菜择洗干净，切段；鸡蛋磕入碗内搅匀；锅烧热加入花生油，下葱花煸香，投入蕹菜煸炒，加精盐炒至入味，出锅待用；锅内放适量清水烧沸，改文火徐徐倒入鸡蛋，煮成鸡蛋花时，倒入炒好的蕹菜，加入味精，调好口味，出锅即成。

特点：此汤具有滋阴养心、润肠通便、排毒的功效。适于咳嗽、心烦、失眠、便秘、便血、痔疮、痈肿等患者食用。

（3）素炒蕹菜

原料：蕹菜250克，花生油、精盐、味精各适量。

制作：蕹菜择洗干净，沥干水，切成4厘米长的段。炒锅置火上，放花生油，烧至八成热，下入蕹菜和精盐，快速煸炒，并不断上下翻动，待菜均匀变色，放入味精，再炒至蕹菜变为柔软翠绿时，盛入盘中即成。

特点：此菜脆嫩清香，具有清热解毒、凉血利尿的功效。适于糖尿病、热淋、便秘等患者食用。

（4）姜汁蕹菜

原料：蕹菜500克，精盐、醋、姜汁、香油各适量。

制作：鲜蕹菜择洗干净，控去水，用手掐成3厘米长的段，并把菜茎捏破，投入开水锅中，焯约1分钟，见菜色转为碧绿时迅速捞出沥水，装入盘内，摊开散热。食用时，把姜汁倒入晾凉的蕹菜盘中，撒上精盐，浇入香油，淋上醋，拌匀即成。

特点：此菜色泽碧绿，具有清热解毒、开胃止呕的功效。适于恶心干呕、胃纳不佳、不思饮食者食用。

12 落葵

落葵又称木耳菜、藤菜、胭脂菜、软浆菜等，全国各地均有栽培。

【营养成分】落葵中营养丰富，主要含蛋白质、脂肪、糖类、钙、磷、铁、硒、镁、胡萝卜素、维生素 C、维生素 B_1、维生素 B_2、烟酸以及黏多糖、有机酸、皂苷等。

【功效和作用】落葵性寒甘酸，入心、肝、脾、大肠、小肠经，具有清热解毒、润滑肠胃、凉血止血的功效。对肠燥便秘、痢疾、便血、小便短涩、血热发斑等病症均有一定功效。

落葵营养全面，可提供人体需要的营养物质。

特别提醒

落葵性寒滑利，脾胃虚寒、脾虚泄泻者慎食。

【食疗方】

（1）落葵豆腐汤

原料：落葵嫩苗叶 150 克，豆腐 150 克，虾米 20 克，高汤、猪油、香油、精盐、葱末、味精、姜末各适量。

制作：落葵择洗干净，清水浸洗 2 遍，捞出，控干水，切成段；豆腐切成 3 厘米长、1.5 厘米宽、0.7 厘米厚的条片，入沸水中焯一下，捞出；虾米用开水泡发；炒锅置火上，加入猪油，烧热，下入葱末、姜末炝锅，随即放入高汤、虾米、豆腐、落葵，汤烧开后，加精盐再烧 3 分钟，加入味精、香油，起锅盛入汤碗中即成。

特点：此汤具有清热解毒、凉血止血的功效。适于痢疾、便血、小便不利等患者食用。

（2）青豆煎藤菜

原料：落葵 300 克，青豆 100 克，鲜红辣椒 1 个，花生油、米醋、鲜姜、精盐、味精各适量。

制作：落葵取菜秆嫩段，洗净横切成段，入沸水中焯一下，捞入冷水中过凉，捞出，沥干水；青豆洗净，入沸水中，煮至半熟，放入冷水盆中，漂去豆皮，捞出沥干；鲜红辣椒去蒂和籽，洗净，切成丁；鲜姜切成末。炒锅置武火上，加花生油，烧至六成热，下姜末，炒出香味，放红辣椒丁、落葵、青豆一起煸炒，炒匀，放味精、精盐，翻炒几下，加入米醋，将锅颠翻几下，起锅，装盘即成。

特点：此菜口感脆嫩，爽口解腻，具有清热解毒、润肠通便的功效。适于痈疽肿毒、大便秘结等患者食用。

13 莲藕

莲藕，生吃当水果，熟食当菜肴，而无论生吃、熟食均有食疗作用。

【营养成分】莲藕中含蛋白质、脂肪、糖类、钙、磷、铁、胡萝卜素、维生素 B_2、维生素 C、烟酸、鞣质、天门冬酰胺等。

【功效和作用】莲藕具有清热解毒凉血、散瘀止泻、健脾生肌、开胃消食的功效。

莲藕生用性寒，能清热凉血，其味甘多液，对热病口渴、衄血、咯血、下血尤为有益。

莲藕中含有黏液蛋白和膳食纤维，能与人体内胆酸盐、食物中的胆固醇及三酰甘油结合，使其从粪便中排出，从而减少脂类的吸收。

莲藕能散发出一种独特的清香，还含有鞣质，有一定健脾止泻作用，能增进食欲、促进消化、开胃，有益于胃纳不佳、食欲不振者恢复健康。

莲藕的营养价值很高，富含铁、钙等矿物质，植物蛋白质、维生素以及淀粉含量也很丰富，能明显地补益气血，增强人体免疫力；含有大量鞣质，有收缩血管的作用，可用来止血。

特别提醒

莲藕性寒，生吃清脆爽口，但碍脾胃，脾胃消化功能低下、大便溏泄者不宜生吃。

【食疗方】

（1）蜜蒸藕

原料：鲜莲藕 500 克，蜂蜜 150 毫升，面粉 50 克。

制作：先将鲜莲藕洗净，切去节，用面粉加水调成糊封住莲藕下头，再从上孔中灌满蜂蜜竖放笼中，蒸熟，然后去除莲藕下端面糊，露出孔中的蜂蜜，削去莲藕皮，用刀切片装盘，即可食。

特点：此菜糯软香甜，具有开胃健脾、凉血、清热解毒的功效。凡发热口渴、肺热咳嗽、咽干口燥、咯血、便血者均可食之。

（2）凉拌藕

原料：鲜莲藕、黄米饭各 400 克，葱油 10 毫升，姜丝、橘皮丝、小茴香各 10 克，精盐适量。

制作：将鲜莲藕洗净切 3.3 厘米的块，入沸水中略焯即捞出，精盐腌后，沥干水，加葱油、姜丝、橘皮丝拌匀待用；小茴香研细末；将黄米饭、莲藕块等搅拌均匀后加入小茴香末，捣烂，用鲜荷叶包裹，重物压一夜即可食用。

特点：此菜具有生津开胃、补肺益气、养血止血、解酒毒的功效，是酒宴上的佐酒佳品，老幼皆可食之。脾虚体弱、胃热口渴者尤宜食之。

（3）莲藕粥

原料：老莲藕 250 克，粳米 100 克，白糖适量。

制作：将老莲藕洗净切薄片，同粳米共入锅中加水煮粥，待粥熟调入白糖即成。

特点：此粥具有健脾开胃、止泻止渴、化解体内毒素的功效。适于食欲不佳、大便溏泄等患者食用。

莴苣

莴苣又名青莴笋、莴笋，其质脆嫩爽口，味道鲜美，为冬春季节主要蔬菜之一。

【营养成分】莴苣中富含水分及蛋白质、脂肪、糖类、维生素A、维生素E、维生素B_1、维生素B_2、维生素C、烟酸、钙、磷、铁、锌、硒、钾、镁等营养成分。

莴苣的叶，不仅风味独特，其营养价值比莴苣还高很多，因此食用时不应丢弃。

【功效和作用】莴苣具有消积下气、利尿通乳、增进食欲、宽肠通便、解毒的功效。

莴苣中含糖量较低，而无机盐、维生素含量较多，尤其是含有丰富的烟酸，后者被认为是胰岛素激活剂，故常吃莴苣对糖尿病有益；所含铁元素很容易被人体吸收，常食可防治贫血，对老人、孕妇更有益。

莴苣味道清新且略带苦味，可刺激消化酶分泌，增进食欲；其乳状浆液，可增加胃液、消化腺的分泌和胆汁的分泌，从而促进各消化器官的功能，对消化功能减弱、消化道中酸性降低和便秘的患者尤其有利。

莴苣中的含钾量很丰富，有利于体内水电解质的平衡，促进排尿降低血压，故对肾炎水肿患者也有益处。

莴苣中含有多种维生素和矿物质，具有调节神经系统功能的作用；莴苣提取物还对癌细胞有抑制作用，可防癌抗癌；含有大量膳食纤维，能促进肠道蠕动，帮助大便排泄，可用于各种便秘。

特别提醒

《本草衍义》记载莴苣"多食昏人眼"，故视力弱者不宜多食；莴苣性寒，产后妇人慎食。

【食疗方】

（1）糖醋莴苣

原料：莴苣400克，姜丝10克，香油、白糖、醋各适量。

制作：将莴苣洗净，去叶和皮，切成3厘米左右长的细丝，用滚水略焯，捞出沥干水，加姜丝、香油、白糖、醋拌匀，即可装盘食用。

特点：此菜具有利尿解毒、清心、开胃健脾的功效，身体虚弱、贫血及经常外感者可食。心烦失眠者食之有助于睡眠。

（2）莴苣炒春笋

原料：莴苣200克，春笋去皮壳150克，食用油、精盐各适量。

制作：将莴苣洗净，切薄片；春笋切片；食用油入铁锅中烧热后，加入两种菜爆炒，加精盐少许，起锅装盘即成。

特点：此菜具有通利二便、排毒解毒、宽胸导滞的功效。适于消化不良、习惯性便秘等患者食用。

（3）拌双色莴苣

原料：莴苣250克，水萝卜150克，香油、酱油、白糖、醋、精盐各适量。

制作：莴苣去掉皮、叶和筋，洗净，切成细长滚刀块，用精盐腌1～3小时，挤去盐水；水萝卜去掉根须，洗净，切成与莴苣大小相同的块。把挤去盐水的莴苣块和水萝卜块放入盘内，加入香油、酱油、白糖、醋拌匀，即可食用。

特点：此菜咸甜微酸，脆嫩爽口，具有清热解毒、化痰、益气和胃的功效。适于痰热咳嗽、胃热嘈杂等患者食用。

（4）滑炒鸡丝莴苣

原料：莴苣250克，鸡肉100克，水发木耳15克，花生油250克（实耗50克），湿淀粉25克，葱花、姜末、精盐、料酒、味精各适量，鲜汤少许。

制作：莴苣去掉叶、皮和筋，洗净，切成长3厘米、直径0.3厘米的丝，用开水焯烫断生，过凉，控干水；木耳择洗干净，切成细丝；鸡肉洗净，切丝后加入湿淀粉和少许精盐，抓匀上浆。炒锅置火上，放花生油，烧至五成热，下入浆好的鸡丝，用筷子搅开，滑至断生，捞出控油；原锅留适量的油，烧至七成热，下入葱花、姜末炝锅，出香味后，放入莴苣丝、木耳丝，快速煸炒几下，见莴苣丝变成翠绿色，随即加精盐、料酒和少许鲜汤，汤烧开，放入鸡丝、味精，颠翻均匀，用湿淀粉勾芡出锅装盘即成。

特点：此菜具有生津止渴、解毒的功效。适于阴血亏虚、妊娠眩晕等患者食用。

（5）笋叶拌豆腐

原料：嫩莴苣叶 150 克，嫩豆腐 200 克，精盐、味精、香油、辣椒油各适量。

制作：嫩莴苣叶洗净，入沸水中焯一下，捞出，控干，剁碎；嫩豆腐洗净，切碎丁，入沸水中焯透、盛入盘中，撒上碎莴苣叶，加入精盐、味精、香油、辣椒油，拌匀即成。

特点：此菜白绿相间，清香解腻，具有清热解毒、健脾开胃的功效。适于胃脘不舒、胃纳不佳等患者食用。

 15 胡萝卜

胡萝卜又名红萝卜、黄萝卜、丁香萝卜，因营养丰富，又有小人参之称。

【营养成分】胡萝卜中富含蛋白质、脂肪、糖类、钙、磷、铁、胡萝卜素、维生素 B_1、维生素 B_2、烟酸、维生素 C。另含有硒、锰等微量元素。特别是胡萝卜素的含量特别丰富，被称为"维生素 A 的宝库"。

【功效和作用】胡萝卜具有健脾和胃、补肝益肺、利尿解毒、化滞下气等功效。

胡萝卜中含有大量胡萝卜素，有补肝明目作用，可预防夜盲症；维生素 A 也是骨骼正常生长发育的必需物质，对促进婴幼儿的生长发育具有重要意义；还有助于增强机体的免疫功能，在预防上皮细胞癌变的过程中有重要作用；胡萝卜中的木质素也能提高机体免疫机制，间接抑制癌细胞；胡萝卜中还含有降糖物质，所含某些物质，能增加冠状动脉血流量，降低血脂，促进肾上腺素的合成，还有降压强心作用，是高血压、冠心病患者的食疗佳品。

胡萝卜中含有膳食纤维，可加强肠道蠕动，从而利膈宽肠通便。

特别提醒

　　胡萝卜质硬，且所含胡萝卜素是脂溶性物质，因此胡萝卜不宜生食，最好蒸制或炒制至熟，以便于人体消化吸收，但加热时间不宜过长，以免破坏胡萝卜素；烹调胡萝卜时，不要加醋，加醋容易使胡萝卜素损失。

【食疗方】

（1）煮胡萝卜条

　　原料：胡萝卜500克，黄油50克，精盐、白糖、胡椒粉、味精各适量。

　　制作：胡萝卜刮皮，洗净，切成长3～4厘米、直径0.7厘米左右的条。锅置火上，放入适量清水，烧开，下入胡萝卜条，煮几沸放适量精盐、白糖，改用中小火继续煮10～20分钟，煮至胡萝卜熟透入味，捞出，控去水。把煮好、控干水的胡萝卜条放在碗内，撒上味精、余下的白糖、精盐、胡椒粉，淋入溶化的黄油，拌匀。即可装盘食用。

　　特点：此菜清爽软嫩，具有健脾和胃、化解体内毒素的功效。适于夜盲症、性功能低下等患者食用。

（2）胡萝卜粥

　　原料：胡萝卜150克，粳米50克。

　　制作：胡萝卜洗净切成小碎块，与粳米同置锅中，加水同煮成粥，早晚可作辅食用。

　　特点：此粥具有宽中下气、利膈健胃、化解体内毒素的功效。适于胃肠消化功能较弱、食欲不佳的患者食用。

（3）凉拌三丝

　　原料：胡萝卜、白萝卜、青萝卜各100克，精盐、味精、白糖、香油各适量。

　　制作：胡萝卜、白萝卜、青萝卜洗净，削去外皮，切成细丝，放入盆中，加入精盐拌匀，腌30分钟后将萝卜挤干水，放在盘内，加入味精、白糖、香油拌匀即可食用。

特点：此菜色泽鲜艳，清脆爽口，具有宽肠利膈、下气通便解毒的功效。适于胸脘痞塞不舒、食欲不振、食油腻食物过度及醉酒等患者食用。便秘者亦可常食。

16 萝卜

萝卜又称莱菔、芦菔、萝白等，是我国人民喜爱的主要蔬菜之一，也有较高的药用价值。

【营养成分】萝卜中含有糖（葡萄糖、蔗糖、果糖等）、蛋白质、脂肪、甲硫醇、维生素 C 以及钙、磷、锌、锰、硼等；萝卜中还含有香豆酸、咖啡酸、阿魏酸、苯丙酮酸、龙胆酸、羟基苯甲酸和多种氨基酸；另含有莱菔苷、胡萝卜素、胆碱、芥子油、木质素、淀粉酶、氧化酶等。

萝卜中不含草酸，对钙的吸收无干扰，所以是人体钙的良好来源。

【功效和作用】萝卜具有消积滞、化痰热、解毒、下气宽中等功效。

萝卜中所含丰富的维生素 C 和微量元素锌，有助于增强机体的免疫功能，提高抗病能力。

萝卜中含的芥子油能促进胃肠蠕动，增加食欲，帮助消化；淀粉酶能分解食物中的淀粉、脂肪，使之得到充分的吸收。

萝卜中所含的多种酶，具有抗癌作用。此外，近年来发现其对戒烟有一定的辅助作用。

特别提醒

萝卜性偏寒凉而利肠，脾虚泄泻者慎食或少食。

【食疗方】

（1）凉拌萝卜

原料：萝卜 250 克，黄瓜 100 克，芝麻酱 25 克，精盐、味精、香油各适量。

制作：将萝卜去根、叶和须，洗净，先切成薄片，再改刀切成细丝，放在盘内；黄瓜洗净，去瓤，切成细丝，放在萝卜上。另取盛器1个，放入芝麻酱和精盐，加入适量凉开水调成稠稀适度的汁，放入味精，和匀，浇在萝卜丝与黄瓜上，淋入香油，拌匀即可食用。

特点：此菜清淡爽口，具有消食下气、排毒化痰解腻的功效。适于腹胀反胃、食欲不振者食用。

（2）红梅萝卜团

原料：萝卜100克，香菇、冬笋各50克，鸡蛋1个，食用油、番茄酱、香油、精盐、味精、淀粉、面粉各适量。

制作：萝卜洗净切成细丝，下沸水中焯透，置凉水中浸泡，捞出挤干水，放在小盆内备用；香菇、冬笋洗净切成末，与萝卜丝一起，加精盐、味精、香油调拌均匀，做成萝卜球；鸡蛋磕入碗中，加淀粉、面粉拌匀备用；炒锅放食用油，烧热后把萝卜球蘸鸡蛋糊，下油锅炸熟捞出。锅中油倒出加入水，煮沸后放入萝卜团，再开后调味，下番茄酱煮片刻，即可食用。

特点：本品制作精巧，味道鲜美，具有养益脾胃、清热化痰、解毒止咳的功效。适于痰热、胃热、脾胃不和等患者食用。

（3）排骨萝卜汤

原料：萝卜500克，猪排骨250克，葱白、生姜、猪油、精盐、料酒、味精各适量。

制作：排骨用清水洗净，用刀剁成宽3.3厘米、长5厘米的小块；萝卜去根，刮皮，洗净，切成滚刀块，待用。炒锅置武火上，下适量猪油，烧热，放入排骨煎炸10分钟，炸至排骨呈灰白色，水分近干时，下精盐、生姜，倒入砂锅，一次放足清水，加入萝卜块，用大火煨2小时，加入味精、葱白、料酒，将砂锅移在文火上，继续煨半小时即成。

特点：此汤具有补气养血、理气化痰、排毒的功效。适于咳喘气短、食少纳呆等患者食用。

（4）虾米萝卜丝

原料：萝卜100克，虾米10克，熟猪油、精盐、汤各适量，料酒、味精、大葱各少许。

制作：萝卜洗净，切成丝，炒锅置武火上，下入少许熟猪油，用大葱炝锅，加入少许料酒和适量的汤，放入萝卜丝和虾米，用武火烧，待萝卜丝熟后，加入味精、精盐各适量，撇去浮沫，再加入少许熟猪油即成。

特点：此菜具有宽中下气、导滞滑肠、排毒的功效。适于食积饱胀、大便不通者食用。

马铃薯

马铃薯又名土豆、洋芋、山药蛋、地蛋等，和玉米、小麦、水稻、燕麦被称为世界五大粮食作物。

【营养成分】马铃薯中富含蛋白质及维生素A、维生素B、维生素C、烟酸、胡萝卜素、脂肪、糖类、钙、磷、铁等。

【功效和作用】马铃薯具有和中养胃、健脾利湿、解毒消炎、宽肠通便等功效。

马铃薯中含大量淀粉以及蛋白质、维生素B、维生素C等，能促进脾胃的运化功能。马铃薯所含蛋白质明显高于普通根茎类蔬菜，其中蛋白质是完全蛋白质，对人体具有较高的营养价值；还含有多种维生素，亦可提供人体所需的营养物质；所含的少量龙葵素，能减少胃液分泌，缓解痉挛，对胃痛有一定的治疗作用；马铃薯纤维细嫩，对胃肠道黏膜没有刺激，马铃薯汁对胃酸过多症、胃溃疡及十二指肠溃疡有减轻症状的效果。

马铃薯同时又是一种碱性蔬菜，能中和体内代谢后产生的酸性物质，有利于体内酸碱平衡，从而有一定的美容养颜、抗衰老作用。

马铃薯中钾的含量特别丰富，钾对于人体胰岛素分泌、酸碱平衡调节等生理功能有重要作用。

马铃薯中所含大量的膳食纤维，能宽肠通便，帮助机体及时排泄毒素，防治便秘，预防肠道疾病的发生；膳食纤维有促进胃肠蠕动和加速胆固醇在肠道内代谢的功效，可缓解习惯性便秘和预防胆固醇增高，减少心血管系统的脂肪沉积，保持血管的弹性，有利于预防动脉硬化的发生。

马铃薯中含热量较其他主食较低，因此替代谷类主食适量食用时能起到控制体重的作用。

特别提醒

马铃薯不宜长时间存放，久存会产生大量的龙葵素，对人体有害，可引起恶心呕吐、头晕、腹泻等中毒现象，严重者可致死；龙葵素主要集中在外皮和芽眼部位，故发芽的马铃薯不能食。

【食疗方】

（1）煮马铃薯

原料：马铃薯500克，精盐少许。

制作：将马铃薯洗净去皮，放入沸水中煮透，熟后去汤，将马铃薯摇动，待热气散发，撒一些精盐装盘。

特点：此菜软糯耐饥，营养丰富，具有宽肠通便、排毒、健脾开胃、降糖降脂的功效。适于病后体虚者食之，老年人亦可常食。

（2）马铃薯丝炒韭菜

原料：马铃薯200克，韭菜200克，花生油、精盐、酱油、味精、花椒、香油各适量。

制作：将韭菜择去老叶，撕去茎衣，洗净，沥干水，切成3厘米长的段；马铃薯去皮，洗净，切成3厘米长的细丝。炒锅置武火上，加花生油，烧至四成热，投入花椒，炸出香味，捞出不用，放入马铃薯丝，煸炒至断生，加精盐和酱油，炒匀，再放入韭菜，用武火快速翻炒，见韭菜色变深绿，且油光发亮时，加入味精，淋入香油，将锅翻炒几下，出锅装盘即成。

特点：此菜具有健脾益胃、滑肠通便、排毒的功效。适于消化不良、大便秘结者食用。一般人常食有助于健胃消食，通利大便。

（3）桃仁马铃薯

原料：马铃薯150克，核桃仁50克，面包片100克，面粉50克，花生油250克（实耗40克），牛奶、白糖、味精、精盐各适量。

制作：马铃薯洗净，放入水锅中，武火烧开，改用文火煮40分钟，将马铃薯煮至酥烂，去皮，研成细泥，放入碗中，加入牛奶、精盐、味精、白糖、面粉，搅拌调成稠糊；把核桃仁洗净，剁成粒状；将调好的马铃薯糊均匀抹在每片面包上，撒上核桃仁粒，按实，做成坯料。锅置火上，放入花生油，烧至六成热，逐片下入挂糊的面包片，用勺轻轻推动，使面包片受热均匀，浸炸3～4分钟后，见面包片的外表凝结成壳，呈金黄色时，捞出，控净余油，切成小块，整齐地码在盘中即成。

特点：此菜具有健脾和胃、益气调中、解毒的功效。适于脾胃虚弱、消化不良、胃脘疼痛等患者食用。

 荸荠

荸荠又称地梨、地栗、马蹄等，既可当水果生吃，又能作蔬菜入馔，生食甜脆，熟食糯香，柔中带脆，是一种蔬菜兼果的佳品。

【营养成分】荸荠中含蛋白质、脂肪、糖类、维生素C、胡萝卜素、维生素B_1、维生素B_2、钙、磷、铁、钾、镁等，还含有一种不耐热的抗菌成分——荸荠英。

【功效和作用】荸荠具有清热解毒、消痈化痰、化积利肠、排毒、通淋利尿等功效。

荸荠中所含的荸荠英对金黄色葡萄球菌、大肠杆菌及绿脓杆菌有抑制作用，对降压、防癌亦有疗效。

荸荠中富含黏液质，具有生津润肺、化痰的功效。含有粗蛋白质、淀粉，能促进大肠蠕动。

中医认为，荸荠甘寒，能清肺热；质嫩多津，可疗热病津伤口渴之症；本品水煎汤汁能利尿排淋，对于小便淋漓涩痛者有一定的治疗作用，可作为尿路感染患者的食疗佳品。

特别提醒

荸荠性寒，凡脾肾虚寒及血虚者慎食。

【食疗方】

（1）马蹄生冰花

原料：新鲜马蹄15个，白壳鸡蛋1个，冰糖适量。

制作：将马蹄洗净，削去外皮用刀拍碎，制成末状。将锅置火上，放入冷水，加入冰糖煮化，徐徐推入已成末状的马蹄，水再一次沸时，倒入已打散的鸡蛋，呈丝状即成。

特点：此羹晶莹雪白，甜而不腻，具有清热解毒、润肺、生津止渴的功效。适于热病伤津、小便淋涩等患者食用。

（2）番茄马蹄

原料：罐头马蹄250克，番茄酱15克，面粉50克，湿淀粉10克，白糖15克，精盐、味精、酱油、料酒、醋各适量，植物油500克（实耗40克）。

制作：将面粉、湿淀粉、精盐放入碗内，加入清水调成糊，把马蹄抹上糊备用。将炒锅置火上，放入植物油，烧至六成热，下入抹好糊的马蹄，炸至金黄色，捞出沥油。原锅置火上，留底油少许烧热，放入番茄酱煸炒几下，烹入料酒，加入白糖、酱油、精盐、味精及醋，用湿淀粉勾芡，淋入热油少许，倒入炸好的马蹄迅速翻炒，待汁挂匀盛入盘内即成。

特点：此菜具有生津润燥、开胃消食、解毒的功效。适于阴虚肺燥、咽干喉痛、烦渴、便秘等患者食用，也可用于解酒醒酒。

（3）干烧南荠笋

原料：南荸荠（净）100克，莴笋100克，植物油、白糖、酱油、料酒、味精、精盐各适量。

制作：将莴笋洗净切3厘米长的滚刀块，荸荠洗净每个片两片；炒锅置火上加植物油，油热后，用文火煸炒笋块，然后放入荸荠煸炒，煸透时加精盐、白糖、味精、酱油、料酒，大火烧到入味，盛入盘内（不带汁），余汁烧到汁浓时打明油，浇在盘中即成。

特点：此菜脆嫩，色泽明亮，具有清热解毒、化痰、生津止渴的功效。适于热病灼阴、烦渴、咽干痛、燥热便秘等患者食用。

（4）拌荸荠

原料：荸荠250克，精盐、白糖、味精、香油各适量。

制作：将荸荠去皮后切片，把精盐撒在荸荠片上，腌半小时沥干水，加味精、白糖、香油，拌匀即可。

特点：此菜具有清爽解腻、开胃消食、解毒的功效。适于消化不良、热病口渴等患者食用。

竹笋

竹笋为竹子未出土的短缩肥大芽及刚出土不久的嫩苗，又名笋，立春后的为春笋，立春前的为冬笋。除鲜食外，可制成笋干、熏笋干、玉兰片，也可腌渍等。

【营养成分】鲜竹笋中除含有蛋白质、糖类、脂肪外，还含有烟酸、胡萝卜素、维生素 B_1、维生素 B_2、维生素C及钙、磷、铁、镁等人体需要的成分。同时在竹笋所含蛋白质中，至少含16～18种不同成分的氨基酸，如赖氨酸、色氨酸、丝氨酸、丙氨酸、谷氨酸、胱氨酸等。

【功效和作用】竹笋具有开胃健脾、宽胸利膈、通便排毒、消油腻、解酒的功效。

竹笋中含有一种白色的含氟物质，构成了竹笋独有的清香，具有开胃、促进消化、增强食欲的作用，可用于消化不良、脘痞纳呆等病症。

竹笋甘寒通利，其所含有的膳食纤维可以增加肠道水分的贮留量，促进胃肠蠕动，降低肠内压力，减少粪便黏度，使粪便变软利于排出。

竹笋具有低糖、低脂的特点，富含膳食纤维，可降低体内多余脂肪，消痰化滞，对于高血压、高脂血症、糖尿病和消化道肿瘤及乳腺肿瘤患者都可食用。

一般都将竹笋视为"刮油去脂"之品，其实，竹笋中蛋白质、维生素及微量元素的含量均很高，有助于增强机体的免疫功能，提高防病抗病能力。

特别提醒

竹笋富含膳食纤维，小儿不宜多食，恐其咀嚼不细，难以消化。

【食疗方】

（1）蜜拌春笋

原料：小春笋500克，蜂蜜适量。

制作：将小春笋去皮，制如参形，入沸水中焯过，酌加蜂蜜水拌之，装入盘中即成。

特点：此菜形似人参，味为春笋，甜嫩爽口，具有开胃健脾、利气除胀、通便排毒的功效。适于脘痞纳呆、腹胀便秘者食之。油腻食积内停、饱胀者尤宜。

（2）清炒冬笋

原料：小冬笋500克，香油、酱油、料酒、精盐各适量。

制作：将小冬笋去皮，洗净切薄片，炒锅置武火上，下香油，烧热后下冬笋煸炒，适量加入酱油、料酒、精盐，小冬笋烧熟后起锅装盘即成。

特点：此菜具有刮油消腻、解酒利膈、清热解毒、化痰的功效。年老体胖、高脂血症、糖尿病患者宜食，痰多、醉酒者食之亦有益。

（3）多味腌笋

原料：鲜竹笋2 000克，花椒末、精盐、香料、香油各适量。

制作：将鲜竹笋去壳，洗净，切3.3厘米的段，与花椒末、精盐、香料拌匀后，入笼中，武火蒸熟，取出，晒干，淋上香油装坛封口。随食随取。

特点：此菜具有开膈消痰、增进食欲、疏通肠道、排毒的功效。痰多胸闷、大便不通者宜食之。

（4）笋衣蒸鸡丝

原料：鲜笋衣 150 克，鸡皮 100 克，大蒜 15 克，熟猪油、料酒、精盐、酱油各适量。

制作：将鲜笋衣洗净，与鸡皮、大蒜等均切细丝；锅烧热，下熟猪油，待油烧至五成热时，下笋衣丝、鸡皮丝、大蒜丝煸炒片刻，加料酒、精盐、酱油拌匀后装入盘中，上笼蒸熟，即可食用。

特点：此菜具有补虚开胃、通便利肠、排毒的功效。适于体弱多病、消化不良、纳食不香、大便不利等患者食用。

20 芋

芋又名芋头、芋艿等，是秋天的根茎蔬菜。

【营养成分】芋中含有水分、糖类、蛋白质、脂肪、钙、铁、磷，还含有维生素 B_1、维生素 B_2、黏液皂素等，近年还发现含微量元素铜。

【功效和作用】芋具有解毒消肿、健脾益胃、调中止痛的功效。

芋含有一种黏液蛋白，被人体吸收后能产生免疫球蛋白，或称抗体球蛋白，可提高机体的抵抗力，故中医认为芋能解毒，对人体的痈肿毒痛，包括癌症有抑制消解作用，可用来防治肿瘤及淋巴结核等病症。此外，芋具有美容颜、乌头发的作用，还可用来防治胃酸过多症。

芋含有丰富的黏液皂素及多种微量元素，可帮助机体纠正微量元素缺乏导致的生理异常，同时能增进食欲，帮助消化。故中医认为芋可补益正气。

芋中含有较多的氟，能预防龋齿。

特别提醒

生芋有小毒，食时必须熟透；生芋汁易引起局部皮肤过敏，可用姜汁擦拭以解之。

【食疗方】

（1）芋丸

原料：生芋 3 000 克，海蜇、荸荠各 300 克。

制作：将生芋晒干研细，海蜇去盐，海蜇、荸荠洗净后加水煮烂，去渣，加入芋粉制成丸，如绿豆大，温开水送服，每日 2～3 次，每次 3～6 克。

特点：芋丸具有化痰软坚、解毒消肿的功效。适于癌肿、淋巴结核等患者食用。

（2）芋粥

原料：芋 250 克，粳米 100 克，精盐、味精各适量。

制作：将芋洗净，去皮、切碎，粳米淘净后与芋一同放入锅内，倒入适量清水，置武火上煮，水沸后，改文火继续煮至米开花时，放入精盐、味精调味，即可食用。

特点：此粥具有润肠通便、排毒、美容美发的功效。习惯性便秘、须发早白者尤宜食之。

（3）泥鳅炖芋

原料：芋 300 克，活泥鳅 150 克，生姜丝、葱末、大茴香、精盐、酱油、味精各适量。

制作：芋洗净，去皮，置大砂锅中，加冷水，武火烧开，加入活泥鳅（已放置 3～4 天），与芋同煮，改文火，煮 40 分钟，加大茴香、精盐、生姜丝，再煮 20 分钟，放入葱末、味精、酱油，起锅即成。

特点：此菜酥腻可口，具有暖中益气、祛湿排毒的功效，是肝病、糖尿病、泌尿系统疾病患者的食疗佳品。

21 洋葱

洋葱又称葱头、圆葱、玉葱、球葱等，原产于亚洲西部高原地区。现全国各地均有栽培。

【营养成分】洋葱中含有水分、柠檬酸、苹果酸、咖啡酸、阿魏酸、芥子酸、原儿茶酸、邻香豆酸、多种游离氨基酸、胸腺嘧啶、槲皮素、胡萝卜素、维生素 B_1、维生素 B_2、烟酸、维生素 C、蛋白质、钙、磷、铁、硒等。另外，还含有大蒜辣素、硫化丙烯等。

【功效和作用】洋葱具有散瘀解毒、发散风寒、温中通阳、消食提神等功效。

洋葱鳞茎和叶子中含有一种称为硫化丙烯的油脂性挥发物，具有辛香辣味，这种物质能抗寒，抵御流感病毒，有较强的杀菌作用。

洋葱营养丰富，且气味辛辣，能刺激胃肠及消化腺分泌，增进食欲，促进消化，且洋葱中不含脂肪，其精油中含有可降低胆固醇的含硫化合物的混合物，可用于治疗消化不良、食欲不振、食积内停等病症。

洋葱中含前列腺素 A，能减少外周血管和心脏冠状动脉的阻力，对抗人体内儿茶酚胺等升压物质的作用，又能促进钠盐的排泄，从而使血压下降，是高脂血症、高血压患者的佳蔬。

洋葱中含有一种名为栎皮黄素的物质，这是较为有效的天然防癌物质之一，它能阻止体内的生物化学机制出现变异，控制癌细胞的生长，从而具有防癌抗癌的作用。

特别提醒

洋葱辛温，热病患者慎食；洋葱所含的香辣味对眼睛有刺激作用，患有眼疾时，不宜切洋葱。

【食疗方】

（1）凉拌洋葱

原料：洋葱250克，精盐、白糖、香油、醋各适量。

制作：洋葱去外皮，洗净，切片或丝，放在盆中，加精盐轻揉，见出汁，再放醋和白糖拌匀，1小时后，浇上香油即可食用。

特点：此菜脆嫩辛香，具有疏解肌表、醒脾悦胃、化解体内毒素的功效。适于外感风寒头痛、鼻塞、食欲不振等患者食用。

（2）肉片炒葱头

原料：洋葱 200 克，猪瘦肉 100 克，鸡蛋 1 个，植物油、酱油、精盐、味精、料酒、湿淀粉、姜各适量。

制作：将洋葱去皮，切成块；将猪瘦肉切片，放入碗内，加入少许酱油、料酒、精盐、鸡蛋、湿淀粉拌匀上浆；姜切片。将炒锅置火上烧热，放入植物油，烧热，下入肉片煸炒至熟，加入姜片、洋葱煸炒，待洋葱辛辣味去掉后，加入酱油、精盐、味精、料酒翻炒均匀，盛入盘内即成。

特点：此菜滑嫩爽脆，鲜咸清香，具有和胃下气、解毒杀虫的功效。适于胃脘冷痛、糖尿病、动脉硬化、高血压等患者食用。其尚有发散风寒的作用，能够预防各种感冒。

（3）洋葱粥

原料：洋葱 30 克，粳米 50 克，精盐适量。

制作：将洋葱去老皮，洗净切碎，与粳米共入砂锅中煮粥。待粥熟时，酌加精盐即成。

特点：此粥不仅具有降压降脂、止泻止痢的功效，而且能提高机体的免疫力，防癌抗癌，是心血管病患者和胃肠炎、糖尿病、癌症患者的保健食品。

生姜

生姜又名百辣云、姜等，是不可缺少的调味品，还广泛用于医药。

【营养成分】生姜中含姜醇、谷氨酸、姜烯、姜酮、姜辣素、挥发油，还含有蛋白质、脂肪、糖类、钙、磷、铁、胡萝卜素、维生素 C、天门冬素、龙脑、维生素 B_1、维生素 B_2、烟酸等。

【功效和作用】生姜有温中散寒、发汗解表、和胃止呕，能解食野禽中毒和药毒的功效。生姜中所含的姜酮，具有强心、利尿、解毒的功效。

从生姜中提取的化学结构与水杨酸接近的特殊物质，经稀释可抗凝血，不仅效果理想，而且无副作用，对降低血液中胆固醇含量，维护血管的弹性，防治动脉硬化、血栓及抗心肌梗死都有特殊的效果。

生姜中的提取物能刺激胃黏膜，引起血管运动中枢及交感神经的反射性兴奋，促进血液循环，振奋胃功能，达到健胃、止痛、发汗、解热的作用。

生姜的挥发油能增强胃液的分泌和肠壁的蠕动，从而帮助消化；生姜中分离出来的姜烯、姜酮的混合物均有明显的止呕吐作用。

生姜中还含有某些抗生素作用的物质，具有显著抑制皮肤真菌和杀灭阴道滴虫的功效，可治疗各种痈肿疮毒。此外，生姜还能抑制癌细胞活性。

特别提醒

本品辛温，阴虚内热及邪热亢盛者忌食。

【食疗方】

（1）鲜姜萝卜汁

原料：萝卜100克，生姜50克。

制作：将以上两物分别洗净，切碎，以洁净纱布绞汁，混匀即成。不计用量，频频含服。

特点：此汁具有清热解毒、利尿消肿、化痰止咳的功效。适于急性喉炎失音、痈肿、中鱼蟹毒等患者食用。

（2）生姜粥

原料：鲜生姜6克，粳米（或糯米）100克，大枣2个。

制作：先将生姜洗净，切成薄片，同粳米（或糯米）、大枣同煮为粥熟即成。

特点：此粥具有暖脾胃、散风寒、止咳喘、解毒的功效。适于慢性支气管炎患者或常人天气寒冷时的早餐。

（3）姜丝炒蛋

原料：鲜生姜50克，鸡蛋3个，花生油20克，料酒120克，精盐少许。

制作：鸡蛋磕入碗中打散，加精盐搅匀；鲜生姜去皮，切成细丝。炒锅置武火上，加花生油，烧至六成热，先下姜丝略煸一下，随即倒入蛋液，翻炒至熟，倒入料酒，转文火烧约5分钟，至酒液全部吸入蛋内时，起锅装盘即成。

特点：此菜金黄，软嫩味美，鲜香微辣，爽口解腻，具有散寒祛毒的功效。用于冬季温中祛寒。

（4）姜丝肉

原料：猪肉150克，嫩生姜50克，鲜青辣椒、红辣椒各50克，精盐、味精、料酒、酱油、白糖、鸡蛋清、淀粉、猪油、鲜汤各适量。

制作：将猪肉洗净，切细丝，放碗内，加精盐、料酒、淀粉、鸡蛋清，抓匀上浆；嫩生姜去皮，洗净，切丝；青辣椒、红辣椒去蒂、籽，洗净，切丝。炒锅置火上，放入猪油，烧至五成热，放入猪肉丝，炒至熟，倒入漏勺中沥油。锅内留余油，烧热，放入姜丝、辣椒丝，煸炒几下，倒入肉丝，加入料酒、酱油、精盐、白糖、鲜汤烧至入味，用淀粉勾芡，放入味精，出锅即成。

特点：此菜鲜辣爽口，具有温中开胃、滋阴化痰、解毒的功效。适于胃脘冷痛、恶心呕吐、风寒感冒等患者食用。

葱

葱又名青葱、四季葱等，是菜中的"和事佬"，俗语说"无葱不炒菜"。不仅是做菜时不可缺少的调料，也有很高的药用价值。

【营养成分】葱中含有蛋白质、脂肪、糖类、钙、磷、铁、胡萝卜素、维生素C。此外，还含有果胶、维生素B_1、维生素B_2、烟酸和大蒜辣素等多种成分。

【功效和作用】葱有通阳开窍、解毒消肿、祛风活络及清肺健脾等功效。

葱的挥发油等有效成分，具有刺激身体汗腺、发汗散热的作用；还能刺激上呼吸道，使黏痰易于咯出。

葱还有刺激机体消化液分泌的作用，能够健脾开胃、增进食欲。

葱中所含的大蒜辣素，具有明显的抵御细菌、病毒的作用，尤其对痢疾杆菌和皮肤真菌抑制作用更强。

小葱中所含果胶，可明显地减少结肠癌的发生，有抗癌作用，葱中的大蒜辣素也可以抑制癌细胞的生长。

特别提醒

据古代医书记载，"生葱同蜜食，作下利。烧葱同蜜食，壅气杀人"。故不宜与蜂蜜共同内服，表虚多汗者忌食。

【食疗方】

（1）葱豉黄酒汤

原料：葱须 30 克，淡豆豉 15 克，黄酒 50 毫升。

制作：先将淡豆豉加水一小碗，煎煮 10 分钟，再加洗净的葱须，继续煎煮 5 分钟，最后再加入黄酒 50 毫升，出锅。趁热顿服。

特点：此汤具有解表散寒、减少毒素吸收、温中健脾的功效。适于感冒发热、头痛无汗，并兼有呕吐、腹痛、泄泻等患者食用。

（2）葱炖猪蹄

原料：猪蹄 2 只，葱段 50 克，精盐适量。

制作：先将猪蹄洗净，用刀划口，放锅中，加葱段、精盐，再加水以文火炖煮至烂熟即成。

特点：此菜具有补血、消肿解毒、托疮的功效。可用于血虚、四肢疼痛、浮肿和疮疡肿痛等病症。

（3）小葱拌豆腐

原料：豆腐 300 克，小葱 100 克，香油、精盐各适量。

制作：将豆腐用沸水焯一下，切小丁；小葱择洗干净，切成碎段备用。豆腐丁放入盘内，加入小葱碎段、精盐、香油，拌匀即成。

特点：此菜一青二白，清香爽口，具有解毒消肿、健脾益胃的功效。适于食欲不振、恶心呕吐等患者食用。

（4）小葱肉皮

原料：猪肉皮 500 克，小葱 150 克，姜丝、料酒、大茴香、精盐各少许。

制作：将猪肉皮清毛，刮净，洗好，放清水锅内，置火上煮沸，取出沥水，切成碎块，放入大碗内，小葱洗净，切碎，加精盐、料酒、大茴香、姜丝，撒在猪肉皮上面，入蒸锅，用武火蒸熟即成。

特点：此菜皮质酥烂，清香爽口，具有通阳开窍、祛风通络、解毒的功效。适于冠心病、动脉硬化等患者食用，也可作为美容养颜佳品。

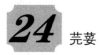 **芫荽**

芫荽又名胡荽、香荽、香菜等，其形态似芹菜，具有一种特殊的香味，原产于地中海沿岸，现我国许多地区都有栽培。

【营养成分】芫荽中含有蛋白质、糖类、钙、磷、铁、胡萝卜素、维生素 C 等，此外，它还含有维生素 B_1、维生素 B_2、烟酸。

【功效和作用】芫荽具有发汗透疹解毒、消食下气、醒脾和中等功效。

芫荽中提取液具有显著的发汗清热透疹的功效，其特殊香味能刺激汗腺分泌，促使机体发汗、透疹。

芫荽辛香升散，能促进肠道蠕动、开胃醒脾、调和中焦，还有降血糖作用。

特别提醒

芫荽食时不宜过量，患口臭、狐臭、龋齿及生疮者，不可食用芫荽，否则会加重病情。

【食疗方】

（1）芫荽拌三丝

原料：萝卜 150 克，胡萝卜 100 克，粉丝 50 克，芫荽 25 克，生姜 25 克，白糖、酱油、醋、麻辣油、味精、精盐各适量。

制作：胡萝卜洗净，切成细丝，放碗中，加精盐腌 10 分钟；萝卜洗净，切成细丝，放碗中加精盐腌 5 分钟；粉丝煮熟；芫荽除根，择去黄叶，洗净切段；生姜去皮，洗净切丝。将胡萝卜丝、萝卜丝分别滗去盐水，和粉丝同放碗中，加白糖、酱油、醋、麻辣油、味精，拌匀装盘，上边撒上芫荽段、姜丝，即可食用。

特点：此菜红白绿黄，四色相映，酸甜麻辣，具有醒脾调中、解毒祛邪、消食下气的功效。适于胃脘冷痛、消化不良、麻疹不透等患者食用。

（2）拌芫荽

原料：芫荽 250 克，鸡蛋 1 个，味精、醋、香油、白糖、植物油、精盐各适量。

制作：将芫荽择去老叶，用清水洗净，放入开水锅内焯一下，待叶子萎蔫即捞出，挤干水，切碎；鸡蛋打入碗中搅散。锅内放少许植物油，烧热，倒入蛋液，摊成蛋皮，再切成细条，将芫荽和蛋皮均放在碗中，加入精盐、味精、醋、白糖，淋上香油即成。

特点：此菜酸甜可口，刺激食欲，具有开胃解腻、透疹解毒、祛风散寒的功效。适于感受风寒、食欲不振、痘疹不透等患者食用。

（3）芫荽熘肥肠

原料：猪大肠 500 克，芫荽 100 克，植物油、葱、姜、酱油、精盐、白糖、料酒、湿淀粉各适量。

制作：将猪大肠洗净，芫荽洗净并装在猪大肠内，两端用线缝合，放在锅内，加水适量，以文火清炖至七成熟，捞出肠，拆开线，除去芫荽残渣，把肠改刀切成小圆片待用。锅中加入植物油少许，烧热，放入葱、姜等作料，再加入猪大肠、酱油、精盐、白糖、料酒烹调，对入原猪大肠芫荽汤烧煮，汤将尽时，湿淀粉勾芡，汤透明时出锅装盘，盛入平盘后，上面撒鲜芫荽少许即可。

特点：此菜具有补虚、止肠出血、排毒的功效。适于便血患者。

 大蒜

大蒜又名蒜，是生活中不可缺少的调味品，含有丰富的营养。

大蒜的嫩叶、鳞茎、蒜薹都可食用，都是常用的调味菜品。

【营养成分】新鲜的大蒜头中含水量约 70%，其脂肪含量略低于菠菜、芹菜，蛋白质含量却超过各种叶菜类蔬菜，维生素 B_1 含量也数倍于一般蔬菜，还含有丰富的维生素 B_2、维生素 B_6、维生素 C，大蒜中还含有 17 种氨基酸，大蒜中所含氨基酸种类之多和含量之高是其他类蔬菜难以比拟的。

大蒜中还含有钙、镁、磷、锌、硒和锗等营养成分。此外，还含有烟酸、大蒜辣素、柠檬醛等。令人惊喜的是其所含的微量元素锗的数量高居众多植物之首，亦在具有滋补强身、益寿保健功用的人参、枸杞子、灵芝、当归、熟地黄、怀山药之上。

【功效和作用】大蒜具有温中消食、解毒杀虫、破瘀除湿等功效。

大蒜中含有丰富的氨基酸，包括精氨酸和谷氨酸等，其中两种氨基酸在人体新陈代谢中十分活跃，是合成蛋白质、完成组织生长发育及其修复更新的重要成分。

大蒜挥发油中所含大蒜辣素等具有明显的抗菌作用，尤其对上呼吸道和消化道感染、霉菌性角膜炎、隐孢子菌感染有显著的功效。

大蒜还具有降血脂、抗动脉硬化的功效。

大蒜辣素等能有效地抑制癌细胞活性，使之不能正常生长代谢，最终导致癌细胞死亡；大蒜中的锗和硒等元素有良好的抑制肿瘤作用；大蒜辣素还能激活巨噬细胞的吞噬能力，增强人体免疫力，预防癌症的发生。大蒜有抗铅中毒作用，可作为铅生产工人的保健食品。

特别提醒

大蒜性温，阴虚火旺及慢性胃炎、胃溃疡患者慎食。

【食疗方】

（1）大蒜粥

原料：紫皮大蒜 30 克，粳米 100 克。

制作：紫皮大蒜去皮，放沸水中煮 1 分钟捞出，然后取粳米，放入煮蒜水中煮成稀粥，再将蒜放入（若结核病患者食用，可另加白及粉 5 克），同煮为粥。

特点：此粥具有下气健胃、解毒止痢的功效。适于急性菌痢患者食用。

（2）大蒜糖醋方

原料：大蒜适量，红糖 150 克，醋 500 克。

制作：先将红糖放入醋中搅溶，再将大蒜浸泡在糖醋汁中，15 日后，每天早晨空腹吃大蒜 1 ～ 2 瓣，并喝少量糖醋汁，连服 10 ～ 15 日。

特点：此汁具有止咳平喘、解毒散瘀、降压降脂、延年益寿的功效。适于慢性支气管炎、支气管哮喘、高血压、动脉硬化等患者食用，并可预防老年人感染性疾病和肿瘤的发生。

（3）蒜头炒苋菜

原料：大蒜头 2 个，苋菜 350 克，精盐、味精、植物油各适量。

制作：将苋菜择洗干净，大蒜去皮切成薄片，锅中植物油烧热，放入蒜片煸香，投入苋菜煸炒，加入精盐炒至苋菜入味，再入味精拌匀，出锅装盘即成。

特点：此菜具有清热解毒、补血止血、暖脾胃、杀菌的功效。适于痢疾、腹泻、小便涩痛、尿道炎等患者食用。

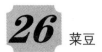

26 菜豆

菜豆又名四季豆、芸扁豆、刀豆、芸豆等，现在我国黄河、长江流域均有栽培。

【营养成分】菜豆中含植物凝集素、胰蛋白酶抑制物、矢车菊素、锦葵花素、游离氨基酸、糖蛋白、甘露糖、木糖、岩藻糖、阿拉伯糖、果糖、葡糖胺，以及胡萝卜素、维生素 B_1、维生素 B_2、烟酸、维生素 C、膳食纤维、钙、磷、铁等。

【功效和作用】菜豆种子可激活肿瘤患者淋巴细胞，产生免疫抗体，对癌细胞有非常特异的伤害与抑制作用，即有抗肿瘤作用，菜豆可作为肿瘤患者的辅助治疗食品。

菜豆有清热解毒、利尿消肿、滋养肝肾等功效。可用于水肿等病症。

特别提醒

炒菜豆时一定要炒透、煮熟，否则会中毒。

【食疗方】

（1）干烧菜豆

原料：菜豆300克，虾米20克，冬笋50克，料酒、味精、精盐、白糖各适量，清汤150克，豆油500克（实耗少量）。

制作：将菜豆去头撕筋，截成5厘米长的段，洗净，沥去水；虾米用清水浸泡；冬笋洗净，切末待用。炒锅置武火上加入豆油，烧至六成热时，放入菜豆，炸至断生，倒入漏勺内沥油。锅内留底油，烧热，放入虾米略炒，随即下入菜豆、冬笋末炒几下，再加入料酒、精盐、白糖、清汤烧开，改用文火烧1～2分钟，待入味后，放入味精，再改用武火收汤汁即成。

特点：此菜具有清热解毒、利尿消肿的功效。适于水肿患者食用。

（2）姜末菜豆

原料：嫩菜豆250克，鲜姜1小块，精盐、味精、香油各适量。

制作：择去嫩菜豆的两头，洗净，放在沸水锅中烫熟，捞出，摊开晾凉，切成3厘米长的段，放盘内，用精盐、味精拌匀，腌15分钟；鲜姜去皮，洗净，切成碎末，放菜豆上淋入香油，拌匀即可。

特点：此菜具有清热解毒、滋养肝肾的功效。适于肿瘤患者食用。

（3）菜豆炒肉丝

原料：五花肉150克，菜豆150克，葱末、姜末各少许，花椒10粒，料酒、味精、面酱、精盐、香油、花生油、湿淀粉各适量，鲜汤少许。

制作：将五花肉去筋膜，洗净，切成6厘米长的丝；菜豆择洗干净，斜刀切4厘米长的丝，在开水锅内将菜豆焯透，捞出沥水。炒锅置火上，放入花生油烧热，放入花椒炸一下捞出，用姜末、葱末炝锅，下肉丝，放入面酱、菜豆，加入料酒，放鲜汤、味精、精盐，颠炒均匀，用湿淀粉勾芡，淋上香油，出锅装盘即成。

特点：此菜菜豆脆嫩，肉丝味香，具有清热平肝、解毒的功效。适于高血压、冠心病等患者食用。

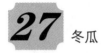 冬瓜

冬瓜又名东瓜、白瓜、白东瓜、枕瓜等，其嫩果和老熟果均可食用。

【营养成分】冬瓜中含蛋白质、糖类、钙、磷、铁、钾、钠、胡萝卜素、维生素 B、维生素 C。此外，还含有丙醇二酸等。

【功效和作用】冬瓜具有清热利水、生津止渴、润肺化痰、解暑解毒等功效。

冬瓜和其他瓜菜不同之处就是它不含脂肪，且含有一种叫丙醇二酸的物质，这种物质能阻止人体内的脂肪堆积，有利于减肥。冬瓜中的含钠量也很低，含钾盐、维生素 C 较高，对动脉硬化、冠心病、高血压、肾炎、水肿等疾病有良好作用，所以冬瓜是肥胖症及糖尿病患者较理想的食品。

特别提醒

冬瓜性寒凉，脾胃虚寒易泄泻者慎用；久病与阳虚肢冷者忌食。

【食疗方】

（1）蒜酱冬瓜块

原料：冬瓜 500 克，豆瓣酱、酱油、蒜末、精盐、味精各适量。

制作：冬瓜洗净，去皮，去瓤，切成 1 立方厘米的小块状，用沸水烫一下，取出，沥干水，放在盘内；在冬瓜块上，放入蒜末、酱油、豆瓣酱、精盐、味精，充分拌匀即可食用。

特点：此菜清爽适口，具有清热解毒、利尿减肥、化痰解渴等功效。适于水肿、小便不利、高血压及肥胖症患者食用。

（2）素烧冬瓜

原料：冬瓜 250 克，芫荽 15 克，食用油、精盐各适量。

制作：将冬瓜削去皮，洗净，切成长方块；芫荽洗净，切成小段；锅置火上，放入食用油，烧热，下冬瓜块快炒，待稍软，加精盐，并可略加水，盖上锅盖，烧熟后加入芫荽即可起锅。

特点：此菜软嫩，具有清热解毒、减肥等功效。适于肥胖症、高血压、牙龈出血等患者食用。

（3）白肉片冬瓜

原料：猪臀尖肉100克，冬瓜250克，精盐适量。

制作：将猪臀尖肉放在清水中煮至五六成熟，取出，晾凉切片，肉汤留用；冬瓜去皮、去瓤，洗净，切成9厘米厚的片，在肉汤内放入冬瓜，加精盐，盖上锅盖，烧至八成熟时，放入白肉片同煮至入味即成。

特点：此菜清淡，具有清热利尿、解毒的功效。适于孕妇、乳母、儿童、老年人及肾炎、结核病和牙龈出血者食用。

 南瓜

南瓜又名倭瓜、饭瓜等。

【营养成分】南瓜中含有蛋白质、脂肪、糖类、灰分、钙、磷、铁、胡萝卜素、维生素B_2、烟酸、维生素C。此外，还含有精氨酸、天门冬素、胡芦巴碱、腺嘌呤、葡萄糖、甘露醇、戊聚糖、果胶等。

【功效和作用】南瓜具有补中益气、解毒杀虫、降糖止渴等功效。

南瓜是一种低糖低热量的保健食品，它含有较丰富的维生素和一些特殊物质，对维护机体的生理功能有重要作用。

南瓜中含有果胶，能吸附和消除体内细菌毒素和其他有害物质，起到解毒作用；还可延缓肠道对脂质的吸收，并能和体内过剩的胆固醇结合在一起，从而促进胆固醇的代谢，降低胆固醇的含量，起到防止动脉硬化的作用；还可以保护胃肠道黏膜免受粗糙食品刺激，促进溃疡面愈合，适宜于胃病患者。南瓜中所含成分能促进胆汁分泌，加强胃肠蠕动，帮助食物消化。

南瓜中含有丰富的钴，能活跃人体的新陈代谢，促进造血功能，并参与人体内维生素B_2的合成，是人体胰岛细胞所必需的微量元素，对预防糖尿病、降低血糖有特殊的作用，可作为糖尿病患者的主食替代食用。

南瓜中含有一种能分解亚硝胺的酶，能消除致癌物质亚硝胺的突变作用，有防癌功效，并能增强肝、肾细胞的再生能力，帮助肝、肾功能的恢复。

南瓜中含有丰富的锌，参与人体内核酸、蛋白质合成，是肾上腺皮质激素的固有成分，为人体生长发育的重要物质。

南瓜中还含有一种甘露醇类物质，它有通便的作用，对防止结肠癌的发生有一定功效。

特别提醒

南瓜性温，素体胃热炽盛者少食；南瓜性偏壅滞，气滞中满者慎食。

【食疗方】

（1）南瓜炒肉片

原料：嫩南瓜 300 克，猪五花肉 100 克，鸡蛋 1 个，葱段、姜片各 10 克，精盐、味精、酱油、料酒、清鲜汤、湿淀粉、香油各适量，食用油 500 克（实耗 30 克）。

制作：嫩南瓜洗净去皮，切成 0.3 厘米厚的片，在凉水中泡一会儿，捞出沥干水；猪五花肉切片，放入碗中，加精盐，鸡蛋清、湿淀粉抓匀。锅置武火上，加食用油烧五成热时，下肉片搅散，捞出沥油。锅留底油，烧至五成热时，下葱段、姜片煸炒，再下肉片，烹料酒、酱油、清鲜汤，稍炒，加精盐、南瓜片翻炒至断生，加味精，用湿淀粉勾芡，淋入香油即成。

特点：此菜具有补中益气、消炎解毒的功效。适于脾气虚弱之饮食不振、气短乏力等患者食用。

（2）家常瓜丝

原料：嫩南瓜 300 克，菜籽油、精盐、酱油、豆瓣、泡辣椒、葱白、湿淀粉各适量。

制作：将嫩南瓜洗净，切成约 5 厘米长的丝，放入精盐少许拌匀，泡辣椒和葱白切成同样长的丝；豆瓣剁细。菜籽油下锅，烧至七成热，放入豆瓣炒香，再放入南瓜丝和泡辣椒、葱白丝炒匀，放入精盐、酱油、湿淀粉，汁浓起锅即成。

特点：此菜清香脆嫩，咸鲜可口，有化解体内毒素的功效。适于糖尿病患者食用。

（3）嫩豆腐南瓜

原料：嫩南瓜250克，豆腐100克，香油、精盐、葱花各适量。

制作：嫩南瓜洗净，切片；豆腐切块。炒锅置火上，加入香油，放南瓜片炒至半熟，加入豆腐，并放入少许清水和精盐煮熟，撒上葱花即成。

特点：此菜清淡可口，有化解体内毒素的功效。尤适于糖尿病患者食用。

（4）糖醋南瓜丸

原料：南瓜500克，面粉50克，白糖50克，醋50克，淀粉、精盐各适量，色拉油250克（实耗50克）。

制作：将南瓜洗净，去皮，切成块，上笼蒸熟，沥去水，加入面粉、白糖、精盐，揉成稀面状。炒锅置火上，放油，烧至七成热，用手将南瓜稀面挤成山楂大小的丸子，入热油锅中炸至金黄色时捞出，锅内留底油，放入清水，加白糖和少许精盐，勾芡，淋醋，倒入丸子，稍拌炒即可出锅。

特点：此菜甜酸软嫩，清香味美，具有补中益气、平肝解毒的功效。适于孕妇、高血压者食用。

29 丝瓜

丝瓜又名蛮瓜、布瓜、天丝瓜等，色泽青绿，味道清淡，为夏令佳蔬。

【营养成分】丝瓜中主要含有蛋白质、淀粉、钙、磷、铁和胡萝卜素、维生素C等，还含有脂肪、糖类、维生素B、皂苷、丝瓜苦味质等。

【功效和作用】丝瓜具有清热化痰、凉血解毒、解暑除烦、通经活络的功效。

丝瓜中维生素C含量较高，可用于抗维生素C缺乏病及维生素缺乏症。

由于丝瓜中维生素B_1等含量亦高，有利于小儿大脑发育等；丝瓜藤的汁液具有保持皮肤弹性的特殊功能，能美容祛皱。

丝瓜中提取物对乙型脑炎病毒有明显预防作用，在丝瓜组织培养液中还提取到一种具有抗过敏性物质泻根醇酸，其有很强的抗过敏作用。

特别提醒

丝瓜性寒滑，多食易致泄泻，不可生食。

【食疗方】

（1）番茄丝瓜汤

原料：丝瓜1根，番茄1个，葱花、熟猪油、胡椒粉、精盐、味精各适量，鲜汤500毫升。

制作：先将番茄洗净，切成薄片，丝瓜去皮洗净切片；锅中放入熟猪油烧至六成热，加入鲜汤500毫升烧开，放入丝瓜片、番茄片，待熟时，加胡椒粉、精盐、味精、葱花调匀起锅即成。

特点：此汤味美鲜香，具有清解热毒、消除烦热的功效。适于暑热烦闷、口渴咽干者食用。

（2）炒丝瓜

原料：丝瓜250克，花生油、精盐各适量。

制作：先将丝瓜去皮洗净切片，炒锅置火上，放花生油少许，烧至六成热，倒入丝瓜煸炒，待丝瓜熟时加精盐少许即成。

特点：此菜清淡可口，具有清热解毒、利湿、化痰止咳的功效。尤适于痰喘咳嗽、热痢、黄疸患者食用。

（3）丝瓜粥

原料：嫩丝瓜1根，大米50克，白糖适量。

制作：先将嫩丝瓜洗净切成粗段备用；如常法煮米做粥，半熟时放入嫩丝瓜，待粥熟去丝瓜，加白糖搅匀即成。

特点：此粥具有清热解毒、凉血通络的功效。适于疮疡痈疽者食用。

（4）青椒炒丝瓜

原料：丝瓜300克，青椒100克，食用油、精盐、白糖、味精、胡椒粉、湿淀粉、葱、姜、蒜各适量。

制作：将丝瓜去皮洗净，切成 4 厘米长的段，再改切成条；葱切段，姜、蒜切丝；青椒去蒂、籽，切成丝。将炒锅置火上，放食用油适量，下入青椒丝炒至五成熟，盛出备用。锅置中火上，加食用油烧至六成热，下入丝瓜煸炒几下，加入青椒丝、葱段、姜丝、蒜丝，加入开水推炒几下，加入精盐、胡椒粉、白糖、味精，炒匀入味，用湿淀粉勾薄芡，淋入食用油少许，盛入盘内即成。

特点：此菜具有解热毒、消肿胀、化痰浊的功效。适于热病口渴、咽喉肿痛或痰热咳嗽者食用。

30 黄瓜

黄瓜又名胡瓜、王瓜、刺瓜等，原产印度，如今全国各地普遍栽培。

【营养成分】黄瓜中含丙醇二酸、半乳糖、葡萄糖、精氨酸、维生素 P、异槲皮苷、维生素 E、维生素 C、胡萝卜素、维生素 B_1、维生素 B_2、烟酸、蛋白质、脂肪、钙、磷、铁等。黄瓜的头部还含有葫芦素类物质。

【功效和作用】黄瓜具有清热利水、解毒清肿、生津止渴的功效。

黄瓜中含的葫芦素 C 具有提高人体免疫力的作用，达到抗肿瘤的目的。此外，该物质还可治疗慢性肝炎和迁延性肝炎，对原发性肝癌患者有延长生存期的作用。

黄瓜中含有丰富的维生素 E，可起到抗氧化的作用；黄瓜中的黄瓜酶，有很强的生物活性，能有效地促进机体的新陈代谢。用黄瓜捣汁涂擦皮肤，有润肤、舒展皱纹的功效。

黄瓜中所含的丙醇二酸，可抑制糖类物质转变为脂肪。此外，黄瓜中的纤维素对促进人体肠道内腐败物质的排出和降低胆固醇有一定作用，能强身健体。

黄瓜中含有维生素 B_1，对改善大脑和神经系统功能有利，能安神定志，辅助治疗失眠。

特别提醒

黄瓜性凉，胃寒患者食之易致腹痛泄泻；咳喘发作期及产后均不宜多食。

【食疗方】

（1）山楂汁拌黄瓜

原料：嫩黄瓜 2 根，山楂 30 克，白糖适量。

制作：先将嫩黄瓜去皮心及两头，洗净切成条状；山楂洗净，入锅中加水 200 毫升，煮约 15 分钟，取汁液；锅中加水将嫩黄瓜条煮熟，捞出；山楂汁中放入白糖，在文火上慢熬，待糖溶化；投入已控干水的嫩黄瓜条拌匀即成。

特点：此菜具有清热解毒、降脂减肥、消积化食等功效。适于肥胖症、高血压、咽喉肿痛者食用。

（2）黄瓜蒲公英粥

原料：黄瓜 100 克，大米 50 克，新鲜蒲公英 30 克。

制作：先将黄瓜洗净切片，蒲公英洗净切碎；大米淘洗后先入锅中，加水如常法煮粥，待粥熟时，加入黄瓜、蒲公英，再煮片刻，即可食之。

特点：本粥具有清热解毒、利尿消肿的功效。适于热毒炽盛、咽喉肿痛、风热眼疾、小便短赤等患者食用。

（3）糖醋黄瓜卷

原料：黄瓜 200 克，糖、醋、香油各适量。

制作：将黄瓜洗净，切成 3 厘米长的段，再去中间的瓤及籽，仅存其外面皮肉，卷成卷的形状。将糖、醋汁调好，先放入黄瓜卷浸半小时，再淋上香油即成。

特点：此菜甜酸、脆嫩、爽口，具有开胃解腻、清热解毒、利尿的功效。适于孕妇、肾炎、高血压、冠心病及手术后恢复期患者食用。

（4）溜小黄瓜

原料：嫩黄瓜 200 克，水发香菇 60 克，胡萝卜 20 克，猪瘦肉片 60 克，植物油、香油、酱油、精盐、味精、白糖、湿淀粉、蒜泥、葱末、姜末各适量。

制作：将嫩黄瓜洗净，削去两头，平剖成两半，切成片；水发香菇去蒂切片；胡萝卜洗干净切片；猪瘦肉片放入碗内，加入酱油腌渍5分钟。将炒锅置火上，放入植物油，烧热，下入葱末、姜末、蒜泥煸炒出香味，放入猪瘦肉片煸炒片刻，再放入香菇片、胡萝卜片、黄瓜片煸炒至熟，加入酱油、精盐、味精、白糖炒匀后，用湿淀粉勾芡，淋入香油，盛入盘内即成。

特点：此菜味道甜咸多味，具有清热解毒、止渴、利小便的功效。适于中暑烦渴、脘闷纳呆、咽喉肿痛等患者食用。

31 苦瓜

苦瓜又名凉瓜、癞葡萄等,原产于印度尼西亚,现全国许多地区都有栽培。

【营养成分】苦瓜中含有蛋白质、脂肪、糖类、钾、钠、磷、胡萝卜素、烟酸、维生素 B_1、维生素 C。此外，还含有膳食纤维、苦瓜苷等物质。

【功效和作用】苦瓜具有清热祛暑、明目解毒、利尿凉血等功效。

苦瓜中的苦瓜苷能增进食欲，健脾开胃；所含的生物碱类物质奎宁，有利尿活血、消炎退热、清心明目的功效。

苦瓜中的蛋白质成分及大量维生素 C 能提高机体的免疫力，使免疫细胞具有杀灭癌细胞的作用；苦瓜汁含有类似奎宁的蛋白成分，能加强巨噬细胞的吞噬能力，临床上对淋巴肉瘤和白血病有效；苦瓜种子中提取出的胰蛋白酶抑制剂，可以抑制癌细胞所分泌出的蛋白酶，阻止恶性肿瘤生长。

苦瓜的新鲜汁液，含有苦瓜苷和类似胰岛素的物质，具有良好的降血糖作用，是糖尿病患者的理想食品。

特别提醒

苦瓜性凉，脾胃虚寒者不宜食。

【食疗方】

（1）苦瓜茶

原料：苦瓜 1 根，绿茶适量。

制作：苦瓜上端切开，挖去瓤，装入绿茶，把苦瓜挂于通风处阴干；将阴干的苦瓜，取下洗净连同绿茶切碎，混匀，每次取 10 克放入杯中，以沸水冲沏饮用。

特点：此茶具有清热解毒、消暑、利尿除烦的功效。适于中暑发热、口渴烦躁等患者食用。

（2）清汤苦瓜

原料：苦瓜 300 克，老母鸡、老鸭、猪排骨、金华火腿、香菇、精盐各适量。

制作：苦瓜洗净剖开，去掉籽，用刀片切成纸样的薄片，入清水中漂起；锅放清水，下入老母鸡、老鸭、猪排骨、金华火腿、香菇在武火上熬成高汤，将熬好的高汤加精盐烧开，下入苦瓜略煮，起锅装入玻璃盆中即成。

特点：此菜碧波翠绿，汤香清鲜，具有清热解毒、止渴、开胃养颜的功效。适于糖尿病、中暑、流感等患者食用。

（3）肉丝炒苦瓜

原料：苦瓜 300 克，猪瘦肉 50 克，青辣椒、红辣椒各 50 克，花生油、酱油、醋、精盐、白糖、料酒、味精、姜丝、湿淀粉各适量。

制作：将猪瘦肉洗净，切丝，用湿淀粉、精盐浆好；苦瓜去瓤切丝；青辣椒、红辣椒切丝。炒锅置火上，放花生油，烧至八成热，将肉丝加入搅散，捞出沥油待用；锅内留底油，放青辣椒、红辣椒、苦瓜，煸炒 5 ～ 6 分钟，撒入精盐，将肉丝倒入翻炒，再加姜丝、白糖、酱油、醋、料酒、味精，炒拌均匀，即可出锅装盘。

特点：此菜具有开胃利湿、清热解毒的功效。适于痢疾、赤眼疼痛、糖尿病等患者食用。

（4）苦瓜粥

原料：苦瓜100克，粳米60克，冰糖适量。

制作：将苦瓜洗净去瓤，切成小丁备用；粳米淘洗干净，入锅中加水适量，上火烧开，放入苦瓜丁、冰糖，熬煮成粥即成。

特点：此粥具有清暑解热、止痢解毒的功效。适于中暑烦渴、痢疾等患者食用。

 番茄

番茄又名西红柿、洋柿子等，原产于南美洲，中国南北方已经广泛栽培。

【营养成分】番茄中含多种营养成分，其含糖量较高，大部分是易被人体直接吸收的葡萄糖和果糖；其胡萝卜素、维生素B_1、维生素B_2及防治高血压的维生素P等的含量也比较高，此外，还含有蛋白质、脂肪、糖类、磷、铁、烟酸、维生素C、番茄素、谷胱甘肽、苹果酸、柠檬酸等。

【功效和作用】番茄具有健胃消食、清热解毒、凉血平肝、生津止渴的功效。

番茄中的柠檬酸、苹果酸和糖类，有促进消化的作用，番茄素对多种细菌有抑制作用，同时也具有帮助消化的功能。

番茄中含有胡萝卜素，可保护皮肤弹性，促进骨骼钙化，还可防治小儿佝偻病、夜盲症和眼干燥症。

番茄中的纤维素能与胆盐结合，通过消化道排出体外，从而促进体内胆固醇向胆盐转化，降低体内胆固醇含量，起到预防动脉硬化的作用；番茄中的维生素P还可保护血管，预防高血压。

番茄中含有一种抗癌、抗衰老物质谷胱甘肽，这种物质在体内含量上升时，肿瘤发病率则明显下降。此外，这种物质可抑制酪氨酸酶的活性，使人沉着的色素减退消失，雀斑减少，起到美容作用。

番茄中所含的维生素B_1、维生素B_2有利于大脑发育，可缓解脑细胞疲劳；所含的氯化汞，对肝脏疾病有辅助治疗作用。

特别提醒

番茄性寒，大便溏泄者不宜多食。

【食疗方】

（1）拌番茄

原料：番茄250克，白糖10克。

制作：番茄用开水烫后，去皮切片，装入盘中；将白糖撒在上面，食时拌匀。

特点：此菜酸甜适口，具有生津止渴、健胃消食、清热解毒的功效。适于孕妇、乳母及肾炎、高血压、冠心病、肝炎等患者食用。

（2）番茄豆腐羹

原料：番茄、豆腐各200克，毛豆仁50克，精盐、味精、胡椒粉、湿淀粉、白糖各少许，清汤适量。

制作：将豆腐切片，入沸水中稍焯，沥水待用；番茄洗净，沸水烫后去皮，剁成茸，下油锅煸炒，加精盐、白糖、味精，炒几下待用；毛豆仁洗净；油锅下清汤、毛豆仁、精盐、白糖、味精、胡椒粉、豆腐，烧沸入味，用湿淀粉勾芡，下番茄酱汁，推匀，出锅即成。

特点：此羹具有健补脾胃、益气和中、生津止渴、化解体内毒素的功效。适于脾胃虚寒、饮食不佳、消化不良、脘腹胀满等患者食用。常人食之，强壮身体，防病抗病。

（3）肉末炒番茄

原料：番茄100克，猪瘦肉50克，粉皮150克，酱油、食用油、精盐、葱、姜各适量。

制作：猪瘦肉洗净，剁成末；番茄洗净，去皮，切成片；粉皮煮熟切成小片；姜、葱各切末。炒锅置火上，放入食用油，烧热放姜末、葱末煸炒，放入肉末再炒，倒入番茄，放入酱油略炒，再下粉皮和精盐，用武火快炒几下即成。

特点：此菜营养丰富，具有滋阴健胃、清热解毒的功效。适于孕妇、乳母及肝炎、脑血管病等患者食用。

（4）肉末番茄烧豆腐

原料：猪瘦肉50克，番茄100克，豆腐100克，酱油、食用油、葱花、姜末、精盐各适量。

制作：猪瘦肉洗净，剁成肉末；豆腐切成小方丁；番茄洗净，去皮，切成块。炒锅置火上，加入食用油烧热，下葱花、姜末煸出香味遂下肉末，炒熟取出；原锅放食用油，烧热，下番茄，略炒，将豆腐丁放入，并加入酱油、精盐等，再加上炒好的肉，一同炒匀，烧至豆腐丁入味即成。

特点：此菜味鲜香，具有健胃消食、凉血解毒的功效。适于儿童、老年人及高血压、脑血管病等患者食用。

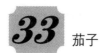 **33** 茄子

茄子又名落苏、矮瓜等，是常食蔬菜之一，全国大部分地区均有栽培。

【营养成分】茄子中含有蛋白质、脂肪、糖类、钙、磷、铁、胡萝卜素、维生素B_1、维生素B_2、烟酸、维生素C。此外，还含有维生素P、龙葵碱等。

【功效和作用】茄子具有清热凉血、消肿解毒等功效。

茄子中含丰富的维生素P，这种物质能加强人体细胞间的黏着力，增强毛细血管的弹性，降低毛细血管的脆性及渗透性，防止微血管破裂出血，使心血管保持正常的功能。此外，茄子还有防治维生素C缺乏病及促进伤口愈合的功效。

茄子中含有龙葵碱，能抑制消化系统肿瘤的增殖，对于预防胃癌有一定效果。

茄子中含有维生素E，有防止出血和抗氧化功能，常吃茄子，可使血液中胆固醇水平降低，对延缓人体衰老具有重要意义。

特别提醒

茄子性凉，脾胃虚寒、大便溏泄者不宜多食。

【食疗方】

（1）炒茄子

原料：茄子250克，植物油、精盐各适量。

制法：茄子洗净，切成小块，炒锅置火上，加入植物油烧七成热，放入茄子块不断煸炒至熟，再加精盐炒匀即成。

特点：此菜具有清热解毒的功效。适于痔疮出血患者食用。

（2）蒸茄子

原料：茄子250克，精盐、香油各适量。

制作：茄子洗净，切大条状，放入碗中，入蒸笼蒸20分钟左右；将蒸熟的茄子取出，趁热放入适量精盐，淋上香油即成。

特点：此菜具有清热解毒、消痈的功效。适于热毒疮痈所致的皮肤溃烂者食用。

（3）虾仁茄罐

原料：茄子350克，虾仁50克，猪肉150克，鸡蛋2个，香菇、净笋各25克，葱末、姜末、油、料酒、精盐、味精、面酱、酱油、汤、花椒油、湿淀粉各适量。

制作：先将茄子削成1厘米厚的圆片，每片挖成象眼花刀；猪肉切成4厘米长的丝；净笋、香菇切成丝，用开水把净笋、香菇丝烫一下，沥干待用；炒锅置火上，将油烧温，先把虾仁炒一下，捞出，再下茄片炸至呈金黄色时捞出；鸡蛋炒成碎块备用；炒锅置火上，将肉丝、面酱放入、加葱末、姜末炒熟，锅内入虾仁、鸡蛋、香菇丝、净笋丝，烹入料酒、精盐、酱油，加味精和少许汤拌匀，装盆中做馅，最后取一只碗，碗底铺片茄子，贴靠碗边围上茄片，把馅装入碗内，上面盖上茄子片，上蒸笼蒸熟，将茄子罐放入平盘，蒸熟后的原汤倒入锅内，锅放火上用湿淀粉勾芡，加花椒油，最后把汁浇在茄子罐上即成。

特点：此菜色香味俱佳，营养丰富，具有健脾宁心、清热解毒、降压止血的功效。适于动脉硬化、高血压、脑血栓形成及维生素C缺乏病等患者食用。

34 豆腐

豆腐不但物美价廉，且营养丰富，煎煮均可，味鲜可口，是老幼皆宜的大众化食品，也是具有防病治病作用的保健食品之一。

【营养成分】制作豆腐的大豆中含有大量蛋白质、脂肪等营养成分，与水凝结成豆腐后，其维生素B、水溶性蛋白质相对增多，还含有糖、钙、磷、铁等。而大豆中的胀气因子因溶于水被大量分离，消化吸收率也大幅提升。

【功效和作用】豆腐味甘性凉，具有益气和中、生津润燥、清热解毒的功效。

豆腐中的全蛋白质是膳食中优质蛋白的良好来源，含有8种人体必需的氨基酸。大豆中的蛋白质通过制成豆腐，其消化吸收率为 92% ～ 96%，能够促进人体的生长发育、新陈代谢，以及提高免疫功能。

豆腐及其制品含有植物固醇成分，具有抑制人体吸收动物性食品所含胆固醇的作用，有助于预防一些心血管、脑血管疾病。

特别提醒

大豆含嘌呤较多，虽制成豆腐后含量有所减少，但嘌呤代谢失常的痛风患者和血尿酸浓度增高的患者，仍应慎食之。豆腐含钙较高，与菠菜同食易被干扰其吸收。

【食疗方】

（1）玫瑰豆腐

原料：鲜玫瑰花 1 朵，豆腐 300 克，鸡蛋 1 个，面粉、白糖、湿淀粉、植物油、青丝各适量。

制作：先将鲜玫瑰花择洗干净切成丝，放在盘内；豆腐切成小块；鸡蛋打入碗中，加入湿淀粉、面粉搅成鸡蛋糊；把豆腐块蘸一下鸡蛋糊，放油锅炸至金黄色时捞出，沥去油。炒锅置火上，放少许清水，加入白糖搅炒，使其溶化起大泡，直至糖浓缩能起丝时放入炸好的豆腐块翻炒几下，加水，放入鲜玫瑰丝、青丝，见汤发白时盛入盘内，再撒上白糖，佐餐食用。

特点：此菜具有益气和胃、活血散瘀、解毒的功效。适于肝胃气痛、腹胀、消渴、乳痈、肿毒等患者食用。

（2）香菇烧豆腐

原料：豆腐300克，水发香菇20克，笋片10克，熟青菜叶10克，精盐、味精、料酒、酱油、白糖、葱丝、花椒水、鲜汤、湿淀粉、植物油各适量。

制作：先将豆腐切成小长方块，放锅中略煮后捞出，沥干水备用；水发香菇去杂洗净切片。锅内加植物油烧热后，用葱丝煸香，加鲜汤、豆腐、笋片、香菇、酱油、精盐、料酒、花椒水、白糖、味精，用武火烧沸后改文火烧至豆腐入味，加熟青菜叶，用湿淀粉勾薄芡出锅，佐餐食用。

特点：此菜具有补气生津、排毒降脂、抗癌的功效。适于脾胃虚弱、病后体虚、气短食少，以及高血压、高脂血症、冠心病、癌症等患者食用。

（3）素酿豆腐

原料：豆腐300克，香菇2个，榨菜、酱油、白糖、芫荽末、生抽、熟油、精盐、味精、淀粉各适量。

制作：先将豆腐切成小四方块，中心挖空；香菇洗净泡软后剁碎，榨菜也剁碎，加入酱油、白糖、精盐、味精、淀粉拌匀成馅料；将馅料塞入豆腐块中心，摆在碟上蒸熟，淋上熟油、生抽，撒上芫荽末即成。

特点：此菜具有清热解毒、益气和胃的功效。适于大病初愈之人食用。

（4）松子豆腐

原料：豆腐300克，松子仁50克，鸡汤300毫升，芫荽末50克，葱姜油、鸡油、白糖、精盐、味精、料酒各适量。

制作：先将豆腐切成2立方厘米的豆腐丁，入开水中煮至浮起，捞出沥干水；锅内放葱姜油、烧至六成热，放入白糖，用文火炒成枣红色，加入料酒、鸡油及松子仁，再加精盐和白糖、味精，放入豆腐，加鸡汤用文火煮，待汤烧干豆腐涨起后盛起，撒上芫荽末即成。

特点：此菜具有止咳、润肠通便、排毒的功效，是老年性便秘者的理想保健药膳。

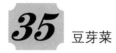

豆芽菜

豆芽菜是我国的特产蔬菜之一。我国生产豆芽已有近千年的历史，现已传遍世界各地。常见的有黄豆芽、绿豆芽两种。

【营养成分】豆芽菜中含有蛋白质、糖类、脂肪、钙、磷、铁、维生素等。豆处在干豆状态时不含维生素C，一经水泡发芽，维生素C含量立即上升。以6～10厘米长短的豆芽所含维生素C为最多，每100克含量可达30毫克，过短或过长都只在10毫克左右。

【功效和作用】黄豆芽有利湿清热的功效，可排出体内毒素；绿豆芽有清热毒、疗疮疡的功效，可解热毒、酒毒。

黄豆芽中含有一种叫硝基磷酸酶的物质，能补充癫痫患者大脑中所缺乏的这种酶，从而减少癫痫患者发作的次数，减轻发作症状，对癫痫有一定的辅助治疗作用。

黄豆芽配甘草与化学抗癌药物同用，能提高抗癌药物疗效，减少药物副作用。

人体摄入像黄豆芽这类胡萝卜素、维生素C含量高的蔬菜，可抑制体内致癌物质，防止癌症发生，尤其长期吸烟者，常吃些黄豆芽，能显著减少肺癌发病率。

绿豆芽中含维生素丰富，尤其是维生素C更为丰富，所以绿豆芽对维生素C缺乏病、夜盲症、舌疮口炎等病均有一定功效。

特别提醒

烹调时应武火速成，以保持豆芽的脆嫩，并有保护维生素C的作用。

【食疗方】

（1）素烹豆芽菜

原料：黄豆芽300克，植物油、花椒、精盐、味精各适量。

制作：黄豆芽掐去根须，漂洗干净；炒锅放植物油烧热，放数粒花椒，待出香味时，放入黄豆芽，翻炒至熟，加适量精盐及味精炒匀即成。

特点：此菜具有利湿、清热解毒的功效。适于高脂血症、冠心病等患者食用。

（2）炝绿豆芽

原料：绿豆芽250克，菜籽油50克，干辣椒2个，花椒、精盐各适量。

制作：绿豆芽择去根须，洗净；干辣椒切成与豆芽同样粗细的丝。炒锅内放菜籽油，烧至六成热，下干辣椒丝和花椒，炸一会儿，下绿豆芽同炒几下，放精盐，炒匀，待绿豆芽熟而带脆上味时，起锅装盘即成。

特点：此菜具有消解暑热、清热解毒的功效。适于高血压、冠心病患者夏季食用。

（3）银耳拌豆芽

原料：绿豆芽250克，银耳25克，青辣椒50克，熟火腿15克，香油、精盐、味精各适量。

制作：绿豆芽去根须，洗净；青辣椒去蒂、籽洗净，切丝；银耳用冷水浸泡1.5小时，使其涨发；熟火腿切丝。锅置火上，放水烧沸，下绿豆芽和青辣椒丝烫熟，捞出晾凉；再将银耳放入沸水锅内烫熟，捞出，用冷水过凉，沥干水。将银耳、绿豆芽、青辣椒丝放盘内，放入味精、精盐、香油，拌匀装盘，再撒上火腿丝即成。

特点：此菜脆嫩爽口，具有清热解暑的功效。适于中暑烦热、食欲不振等患者食用。

海带

海带又名昆布、江白菜。

【营养成分】海带中含有蛋白质、脂肪、糖类、钙、碘、磷、铁、维生素B_1、维生素B_2、烟酸。此外，还含有甘露醇、藻胶酸、脯氨酸、氯化钾等物质。

【功效和作用】海带具有清热解毒、利尿、消痰破积、软坚散结的功效。

海带中含碘量为食品之最，所含碘质可促进甲状腺功能亢进的新陈代谢，而减轻症状。

海带中含有藻胶酸，能使体内过量的盐排出体外，不仅对高血压病有好处，对肾病也有独特的预防作用。海带的有效成分甘露醇是一种疗效显著的利尿剂，可缓解各种水肿。

海带通过改变大便菌群活性而改变结肠的肠道生态学，选择性地减少或杀灭可产生致癌物质的某些结肠内的细菌，并有润肠、清肠通便的作用，热性便秘者食用有辅助通便的功效。

海带含有较多的碱性成分，有助于体内酸碱平衡；海带所含的昆布素有清除血脂的作用，能使血清中胆固醇含量显著降低；海带中的多糖类物质，也具有降血脂的功效，从而防治心血管疾病及老年疾病。

特别提醒

海带性凉而滑润，脾胃虚寒者慎食。

【食疗方】

（1）海带鲤鱼汤

原料：海带100克，鲤鱼500克，芋、萝卜、乌梅、精盐各适量。

制作：先将海带、鲤鱼放入锅中，加水适量，煮至六成熟，再入芋、萝卜、乌梅烧煮至熟，加适量精盐即成。

特点：此汤具有理气、润肠、通便排毒的功效。适于便秘者食用。

（2）凉拌海带

原料：水发海带300克，香油、酱油、白糖、米醋、辣椒粉、味精各适量。

制作：海带洗去污秽和杂质，剪去根，切成丝，放入盆内，用开水烫熟捞起，放在凉开水中漂洗后沥干水。将白糖、米醋、酱油、味精、辣椒粉放入盆内调匀，放入海带丝拌和均匀，浸2分钟左右，加香油盛入盘内即成。

特点：此菜具有清热解毒、滑肠通便的功效。适于高血压患者食用。

37 紫菜

紫菜为海生藻类，生长在浅海岩礁上，干燥后均呈紫色。虽属藻类，但却可作菜吃，所以取名紫菜。

【营养成分】紫菜中含有蛋白质、脂肪、糖类和钙、磷、铁等矿物质，且含有胡萝卜素、维生素 B_2 及多糖，其中钙的含量远远高于牛奶。

【功效和作用】紫菜具有化痰软坚、利水解毒消肿、利咽止咳、养心除烦等功效。

紫菜中所含的多糖具有明显增强细胞免疫和体液免疫功能，可促进淋巴细胞转化，提高机体的免疫力。

实验室研究证明，紫菜可显著降低进食高脂饲料大鼠血清胆固醇的总含量。

紫菜中的有效成分有助于脑肿瘤、乳腺癌、甲状腺癌、恶性淋巴瘤等疾病的防治。

特别提醒

紫菜性寒，胃寒阳虚者慎食。

【食疗方】

（1）紫菜萝卜汤

原料：萝卜250克，紫菜15克，陈皮、精盐、味精、醋各适量。

制作：将萝卜洗净切丝，紫菜、陈皮剪碎，共放入锅内加水煎煮30分钟，出锅前加精盐、味精及醋调味即成。

特点：此汤具有软坚散结、解毒的功效。适于甲状腺肿大及淋巴结核等患者食用。

（2）紫菜猪肉汤

原料：紫菜25克，猪瘦肉100克，精盐、味精、香油各适量。

制作：紫菜洗净剪碎，猪瘦肉切丝；将以上两物加清水适量按常法煮汤，汤好后加入香油、精盐、味精调味即成。

特点：此汤具有化痰解毒、软坚散结、滋阴润燥的功效。适于甲状腺肿大、颈淋巴结核、大便秘结等患者食用。

黑木耳

黑木耳又称木耳、云耳、榆耳等，素有"素中之荤"的美名，其营养价值较高，现多由人工培育。

【营养成分】黑木耳中含有蛋白质、脂肪、糖类、钙、磷、铁、胡萝卜素。此外，还含有维生素 B_1、烟酸、多糖、卵磷脂、脑磷脂、麦角甾醇等多种营养物质。

【功效和作用】黑木耳中具有补气止血、涩肠活血、凉血解毒的功效。

黑木耳中所含的多糖具有一定的抗癌作用，可用于肿瘤患者的辅助食疗。黑木耳中的一类核酸物质可显著降低血中的胆固醇。

经常食用黑木耳，还可以抑制血小板凝聚，对冠心病和心脑血管病患者颇为有益。

另外，黑木耳所含的胶体，具有较强的吸附力，可将残留人体消化系统内的有害物质等吸附并排出体外，从而可以起到清理消化道的作用，具有很强的滑肠作用，有"肠道清道夫"之称。经常食用可将肠内的大部分毒素带出体外，是矿山、冶金、纺织、理发等行业职工的保健食品。

特别提醒

黑木耳性质滑利，虚寒溏泄者慎食。

【食疗方】

（1）木耳芝麻茶

原料：黑木耳 60 克，黑芝麻 15 克。

制作：先将黑木耳 30 克在炒锅中翻炒，等黑木耳略带焦味时起锅入碗待用；再下黑芝麻略炒出香味，然后加入清水 1 500 毫升，同时下入生黑

木耳、熟黑木耳，用中火烧沸 30 分钟，即可起锅，用洁净双层纱布过滤，滤液装在洁净的器皿内即成。亦可将炒焦的黑木耳、炒香的黑芝麻同生黑木耳一起和匀收藏，用时每 5～6 克加沸水 120 毫升泡茶饮服。

特点：此茶具有凉血止血、润肠通便、排毒的功效。适于血热便血、痔疮便血、肠风下血、痢疾等患者食用。老年人常饮此茶，能起到延年益寿的功效。

（2）猪肉木耳汤

原料：猪瘦肉 100 克，水发黑木耳 100 克，绿叶蔬菜 25 克，清汤 500 毫升，熟笋片 50 克，味精、胡椒粉、酱油、精盐、淀粉各适量。

制作：先将水发木耳洗净沥干水，猪瘦肉洗净切片用精盐和淀粉拌好。汤锅置武火上，倒入清汤，放入黑木耳、熟笋片烧沸，加精盐，再下绿叶蔬菜、肉片焯熟，汤沸时撇去浮沫，加入酱油、味精，出锅时撒上胡椒粉，即成。

特点：此菜具有滋阴润燥、强壮身体、化解体内毒素的功效。适于阴虚津枯、消瘦羸弱、燥咳痰少、肌肤干枯、肠燥便秘、痔疮下血等患者食用。

（3）糖醋木耳

原料：黑木耳 300 克，荸荠 50 克，花生油 50 克，酱油、白糖、米醋、湿淀粉各适量。

制作：黑木耳用冷水浸发后，择洗干净，沥干水，用刀切斜片；荸荠洗净去皮用刀拍碎。将炒锅置火上，放入花生油，烧至七成热下入黑木耳片、荸荠煸炒，加入酱油、白糖、清水，烧开后用湿淀粉勾芡，加入米醋，淋上熟花生油，盛入盘内即成。

特点：此菜爽滑适口，酸甜醒胃，具有补气活血、凉血解毒、润肺的功效。可作为粉尘较多职业的保健饮食。

39 香菇

香菇又名冬菇、花菇、香蕈等，是一种生长在木材上的真菌类。近年来，被普遍认为是抗癌食品，具有食疗保健的功效，因此人们称它为"菇中之王"。

【营养成分】干香菇中含有脂肪、糖类、钙、磷、铁。此外，还含有维生素 B_1、维生素 B_2、烟酸、蛋白质，并含有香菇多糖、天门冬素、甘露醇、海藻糖等多种活性物质。

香菇中含有 30 多种酶和 18 种氨基酸，人体必需的 8 种氨基酸，香菇就含有 7 种。因此，香菇可作为人体酶缺乏症和补充氨基酸的首选食品。

【功效和作用】香菇具有化痰理气、益胃和中、解毒透疹等功效。

香菇多糖可提高免疫细胞的吞噬功能。

香菇中的水提取物对过氧化氢有清除作用，具有一定的抗氧化作用。

香菇菌丝体水提取物可抑制疱疹病毒的吸附，从而防治单纯疱疹病毒、巨细胞病毒和 EB 病毒（人类疱疹病毒 4 型）引起的各种疾病。

香菇菌盖部分含有双链结构的核糖核酸，进入人体后，会产生具有抗癌作用的干扰素。此外，香菇中的多糖能使人体内的抗癌免疫细胞活力提高，具有明显的抗癌作用。

香菇中含有嘌呤、胆碱、酪氨酸、氧化酶以及某些核酸物质，能起到降血压、降胆固醇、降血脂的作用，又可以预防动脉硬化、肝硬化等疾病。

特别提醒

香菇为"发物"，脾胃寒湿气滞者慎食。

【食疗方】

（1）香菇核桃仁汤

原料：鲜香菇 200 克，鲜核桃仁 80 克，鸡汤 250 毫升，精盐、料酒、白糖、湿淀粉各适量。

制作：先将鲜核桃仁上锅蒸熟备用；取鸡汤加精盐、料酒、白糖，下锅煮沸，再加入熟核桃仁和鲜香菇共煮熟，用湿淀粉勾芡即成。

特点：此汤具有润肠通便、排毒、健脾益气的功效。适于食欲不振、便秘等患者食用。

（2）香菇烧油菜

原料：水发香菇100克，油菜300克，植物油、香油、精盐、味精、白糖、料酒、葱、姜、湿淀粉各适量。

制作：将水发香菇择洗干净，去蒂，一切两半；油菜去黄叶洗净，切成长3厘米的段；葱、姜切末备用；油菜、香菇放入沸水锅内焯透捞出，沥去水备用。将炒锅置火上，放入植物油烧热，下入葱末、姜末炝锅，倒入焯好的香菇、油菜，加入精盐、味精、料酒、白糖，翻炒均匀，用文火煨透，用湿淀粉勾芡，淋入香油即成。

特点：此菜清淡适口，具有健脑益智、化解体内毒素、防止老化的功效。适于体虚便秘、冠心病等患者食用，尤宜于中老年人长期食用。

莼菜

莼菜又名水葵、湖菜、马蹄菜等，以杭州西湖、无锡太湖等地生产为多。

【营养成分】莼菜的叶背能分泌琼脂样黏液多糖，有L-阿拉伯糖、L-岩藻糖、D-半乳糖、D-葡萄糖醛酸、D-甘露糖、D-木糖、L-鼠李糖等；莼菜中还含有蛋白质、多种必需氨基酸、胡萝卜素、维生素 B_1、维生素 B_2、维生素 B_{12}、烟酸、维生素C、铁、钙、磷等。

【功效和作用】莼菜具有清热利水、消肿解毒、止咳止泻的功效。

莼菜的黏液质含有多种营养物质，有较好的清热解毒作用，能抑制细菌的生长，清胃火，泻肠热，捣烂外敷可治痈疽疔疮；莼菜黏液质中的多糖，对肿瘤的活化性有较强的抑制作用；莼菜中含有丰富的维生素 B_{12}，它是细胞生长分裂及维持神经细胞髓鞘完整所必需的成分，可用于防治恶性贫血、肝炎、肝硬化等。

莼菜中含有丰富的锌，为植物中的"锌王"，是小儿最佳的益智健体食品之一，可防治小儿多动症；莼菜中含有一种酸性杂多糖，它不仅能够增加免疫器官脾脏的重量，而且能明显地促进巨噬细胞吞噬异物，是一种较好的免疫促进剂，可以增强机体的免疫功能，预防疾病的发生。

特别提醒

莼菜性寒而滑，多食易伤脾胃，故脾胃虚寒者不宜多食。

【食疗方】

（1）莼菜羹

原料：莼菜150克，冬笋25克，香菇20克，榨菜15克，鲜汤、香油、精盐各适量。

制作：将莼菜去杂物，洗净切段；冬笋、香菇、榨菜分别切丝；锅中放入鲜汤，烧沸加入冬笋丝、香菇丝、榨菜丝，同煮至沸，再加入莼菜，汤沸后加精盐，出锅后淋上香油即成。

特点：此羹鲜美清淡，味道可口，具有止呕、止泻痢、消炎解毒的功效。适于胃溃疡及十二指肠溃疡、胃痛、呕吐、高血压以及胃癌等患者食用。

（2）西湖莼菜汤

原料：瓶装西湖莼菜1瓶，熟笋、番茄、水发香菇各50克，姜末、鲜汤、花生油、味精、料酒、香油各适量。

制作：莼菜沥去卤汁，倒入碗中用沸水烫过后，沥干水；水发香菇、熟笋切成丝，番茄洗净切成片；炒锅放花生油，烧至五成热，放入姜末煸香，加入鲜汤、香菇丝，烧沸后放入笋丝、莼菜、番茄，加入味精、料酒，烧至入味，淋上香油，装入大汤碗即成。

特点：此汤清香鲜美，味道可口，具有解毒降脂、降压抗癌等功效。适于高脂血症、高血压、癌症、冠心病等患者食用。

（3）凉拌莼菜

原料：鲜莼菜300克，姜末、葱末、蒜末各20克，精盐、味精、香油各适量。

制作：将莼菜洗净，入开水锅中焯熟，捞出漏勺沥水，然后放碗内，加入精盐、味精调匀，再加葱末、姜末、蒜末及香油拌匀，装入平盘即成。

特点：此菜爽滑脆嫩，咸香鲜辣，具有健脾开胃、润肠通便排毒的功效。

适于胃呆脾滞、不欲饮食、大便不爽者食用。

（4）鲫鱼莼菜汤

原料：莼菜300克，活鲫鱼1条（约500克），食用油、精盐、料酒、味精、姜末各适量。

制作：鲫鱼去鳞、鳃，剖腹，去内脏，但留肝、鳔及鱼子，洗净，滤干水；莼菜去杂质，洗净，沥干水，切碎。炒锅置火上，放入食用油，烧至六成热，放入鲫鱼，两面煎黄，加料酒适量，烧出香味，加精盐、姜末、冷水，煮沸10分钟，下莼菜，再用武火烧煮8分钟，加味精，起锅即成。

特点：此汤味鲜美，营养丰富，具有清热解毒、健脾利水的功效。适于胃炎、胃溃疡和胃癌等患者食用。

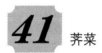

41 荠菜

荠菜又名地菜、地地菜、地菜花、清明草、护生草等。遍布我国南北各地，具有颇高的药用价值，是药膳兼优的时鲜蔬菜。

【营养成分】荠菜营养丰富，含有精氨酸、胱氨酸、蛋氨酸、天冬氨酸、谷氨酸、丙氨酸、半胱氨酸等氨基酸；也含有脂肪、糖类、胡萝卜素、维生素 B_1、烟酸、维生素 C、钙、磷、铁；又含酒石酸、苹果酸、丙酮酸、草酸、芸香苷、延胡索酸、橙皮苷、槲皮素等。

【功效和作用】荠菜具有健脾利水、止血解毒、降压明目等功效。

荠菜中所含的荠菜酸，是有效的止血成分，能缩短出血及凝血时间；还含有香味木苷，可降低毛细血管的渗透性，起到治疗毛细血管性出血的作用；含有乙酰胆碱、β-谷甾醇和季铵化合物，不仅可降低血中及肝中的胆固醇和三酰甘油的含量，而且还有降血压的作用。

荠菜中所含的橙皮苷不仅能够消炎抗菌，而且还能抗病毒，预防冻伤，并抑制眼晶状体的醛糖还原酶活性，对糖尿病性白内障患者有一定疗效。

荠菜中所含的二硫酚硫酮，具有抗癌作用，还含有丰富的维生素C，可预防硝酸盐和亚硝酸盐在消化道内转变为致癌物质亚硝胺，能够预防胃癌和食管癌；荠菜中含有大量的膳食纤维，食用后可增强肠蠕动，促进粪便排泄，有助于防治高脂血症、高血压、冠心病、肥胖症、糖尿病、肠癌及痔疮等。荠菜中含大量胡萝卜素，是缓解眼病、夜盲症的良好食物。

特别提醒

荠菜能宽肠通便，大便溏泄者慎食。

【食疗方】

（1）拌荠菜松

原料：荠菜300克，熟芝麻、熟胡萝卜各50克，豆腐干、冬笋各25克，精盐、白糖、味精、香油各适量。

制作：将荠菜去杂洗净，放入沸水中焯至颜色碧绿，捞出放入冷水中过一下，沥干水，切成细末，放入盘中；熟胡萝卜、豆腐干、冬笋切成细末，放入盘中，撒上熟芝麻，加入精盐、白糖、味精，淋上香油，拌匀即成。

特点：此菜鲜香爽口，营养丰富，具有健体美容、凉血解毒、延缓衰老的功效。适于肝火血热所致的目赤肿痛、吐血、便血等患者食用。

（2）荠菜豆腐羹

原料：嫩豆腐200克，荠菜100克，胡萝卜、水发香菇、竹笋各25克，水面筋50克，葱末、姜末各10克，精盐、味精、香油、湿淀粉、清汤各适量。

制作：将嫩豆腐、水发香菇、胡萝卜（焯熟）、竹笋及水面筋均匀切成小丁，荠菜洗净去杂，切成细碎状。炒锅置火上放香油，烧至七成热时煸葱末、姜末，加入清汤、精盐，投入嫩豆腐丁、香菇丁、胡萝卜丁、竹笋丁、面筋丁、荠菜，文火炖煮半小时加味精，用湿淀粉勾芡，淋上香油、起锅装入大汤碗即成。

特点：此羹浓稠滑爽，咸鲜细嫩，具有清热利水、解毒、降血压的功效。适于高血压、高脂血症、冠心病、动脉硬化、肾炎水肿、乳糜尿等患者食用。

（3）荠菜饺

原料：面粉200克，荠菜400克，虾皮15克，葱末、精盐、酱油、花生油、香油、味精各适量。

制作：将荠菜去杂，洗净切碎，放入盆中，加入虾皮、精盐，味精、酱油、葱末、花生油、香油，拌匀成馅；将面粉用水和成软硬适度的面团，切成小面剂，擀成饺子皮，包馅成饺，下沸水锅煮熟，捞出装碗即成。

特点：本食品皮软馅嫩，风味独特，营养丰富，具有清热解毒、止血降压的功效。适于高血压、眼底出血、眩晕头痛、吐血、肾炎水肿等患者食用。此饺的馅料还可用猪肉、牛肉、羊肉或鸡蛋与荠菜配制而成。

（4）炝荠菜

原料：荠菜300克，精盐、味精、花椒、白糖、米醋、葱末、姜末、花生油各适量。

制作：将荠菜择洗干净，用沸水烫熟，清水洗一遍，沥干水，改刀成段。锅内放花生油，置火上，烧热，放入花椒、葱末、姜末煸香，再放入荠菜、白糖、精盐、味精、米醋，烹调均匀，出锅装盘，即可食用。

特点：此菜清香适口，具有清热解毒的功效。适于高血压、冠心病等患者食用。

（5）肉丝拌荠菜

原料：荠菜200克，猪瘦肉60克，芫荽20克，胡萝卜20克，食用油、酱油、精盐、味精、花椒粉、米醋、蒜泥各适量。

制作：将荠菜择洗干净，放入沸水中，焯至七成熟，捞出，在冷水中过凉，用手轻轻挤去水，改刀成3厘米长的段，放在器皿中；胡萝卜切成细丝，在沸水中焯一下，冷水过凉，沥干水，放在荠菜段上；芫荽切成末，放在荠菜段上；猪瘦肉切成丝，待用；炒锅置武火上，放入食用油，烧热，下入肉丝，快速煸炒，观其变色，加入酱油、花椒粉，即可出锅，倒在荠菜段上，加入精盐、味精、米醋、蒜泥，调拌均匀，装盘即可食用。

特点：此菜清爽利口，具有开胃解腻、促进食欲、化解体内毒素的功效。

适于冠心病、胃纳不佳等患者食用。

 苦菜

苦菜又名苦苣、苦荬、老鹳菜、天香菜等。

【营养成分】苦菜嫩幼苗中含有蛋白质、脂肪、糖类、胡萝卜素、维生素 B_1、维生素P、维生素C、维生素E、钙、磷、钾、铁、锌、铜，还含有17种氨基酸，包括8种人体必需的氨基酸，其中精氨酸、组氨酸、谷氨酸含量最高，占氨基酸总量的43%。此外，另含有蒲公英甾醇、甘露醇、胆碱、苷类、苦味素、酒石酸等多种成分。

【功效和作用】苦菜具有清热解毒、凉血止痢等功效。

苦菜中含有丰富的胡萝卜素、维生素C及钾盐、钙盐等，对预防贫血，维持人体正常的生理活动、促进生长发育和消暑保健有较好的作用。

苦菜中含有蒲公英甾醇、胆碱等成分，对金黄色葡萄球菌耐药菌株、溶血性链球菌有较强的杀菌作用，对肺炎双球菌等多种致病菌有一定的杀灭作用。

苦菜水煎剂对白血病的血细胞脱氧酶有明显的抑制作用，还可预防宫颈癌、直肠癌、肛门癌等。

特别提醒

苦菜性寒，脾胃虚寒者忌食；不能与蜂蜜共食。

苦菜苦味较浓，食用前应先用水浸泡，并用开水焯和盐腌等方法去除苦味，可做成凉拌菜，单独蘸酱，或做汤等。

【食疗方】

（1）凉拌苦菜

原料：苦菜300克，蒜泥10克，精盐、味精、醋、香油各适量。

制作：将苦菜去杂洗净，入沸水锅焯透，迅速捞出洗出苦味，挤干水切成3厘米长的段，放入盆中待用；将蒜泥、精盐、味精、香油和醋放在小碗中搅匀，浇在苦菜上拌匀即成。

特点：此菜色泽鲜绿，苦而有甘，具有清热解毒、凉血止痢的功效。适于痢疾、黄疸、血淋、痔瘘、疔肿等患者食用。

（2）苦菜烧肉片

原料：苦菜200克，猪肉100克，葱末、姜末各10克，植物油、料酒、精盐、酱油、味精、湿淀粉各适量。

制作：将苦菜去杂洗净，入沸水锅中焯一下，捞出洗去苦味切段；猪肉洗净切片；料酒、精盐、味精、酱油、葱末、姜末同放碗内，用湿淀粉搅匀成芡汁；锅中加植物油烧热，下猪肉片煸炒，倒入芡汁烧至肉熟入味，再投入苦菜烧至入味，出锅即成。

特点：此菜鲜嫩爽口，咸甘微苦，具有清热解毒、滋阴润燥的功效。适于阴虚咳嗽、消渴、痢疾、黄疸、痔瘘、便秘等患者食用。

（3）苦菜什锦

原料：苦菜125克，香菇、豆腐、粉条、马铃薯、白菜各50克，葱末、姜末各10克，料酒、酱油、精盐、味精、鲜汤、花椒油、香油、食用油各适量。

制作：苦菜洗净，切成段；香菇用水发好后，切两半；豆腐切成小长方块，入油锅炸至金黄色时捞出，待用；马铃薯削皮，切滚刀块，炸成红褐色；粉条温水泡软；白菜切段。炒锅置武火上，加食用油烧热后用葱末、姜末煸香，放香菇，加料酒、酱油，迅速加入鲜汤，放入马铃薯、豆腐、粉条、白菜，文火煨10分钟，然后再放入苦菜、精盐、味精炒匀，入味后，淋花椒油、香油，出锅即成。

特点：此菜鲜嫩味微苦，独具风味，具有清热解毒、益气健脾的功效。适于脾胃不足、面色萎黄、浮肿、痔疮、便秘、疔、疖等患者食用。

 43 藜

藜又名灰灰菜。

【营养成分】藜的嫩茎叶中含有蛋白质、脂肪、碳水化合物、胡萝卜素、维生素 B、维生素 C；干品含钾、钙、磷、铁、锰、锌等微量元素。

【功效和作用】藜具有清热祛湿、解毒消肿、杀虫止痒等功效。

常用于发热，咳嗽，痢疾，腹泻，白癜风、疮疡肿痛、毒蛇咬伤等。

特别提醒

藜干品宜用温水泡发；鲜品寒凉，脾胃虚寒者不可食之过量。

【食疗方】

（1）烧三鲜藜

原料：藜 250 克，鲜蘑菇、熟鸡肉、水发虾米、冬笋丝各 25 克，火腿末 15 克，油菜 30 克，葱末、姜末各 10 克，料酒、酱油、鸡汤、白糖、精盐、味精、花椒油、花生油、湿淀粉各适量。

制作：将熟鸡肉，鲜蘑菇、油菜切成丝；藜去杂洗净。锅内放花生油烧热，用葱末、姜末煸香，加入料酒、酱油、鸡汤、白糖、精盐，再放入火腿末、冬笋丝，最后加入藜、蘑菇、鸡肉，用文火焖透，放入油菜、味精略烧，用湿淀粉勾薄芡，淋花椒油出锅即成。

特点：此菜清淡鲜嫩，咸鲜适口，可为人体提供丰富的营养物质，具有清热解毒、滋阴润肺、益气补虚的功效。适于吐血、赤痢便血、崩漏、小便频数、遗精、体倦乏力、虚劳瘦弱等患者食用。

（2）虾米藜汤

原料：藜 200 克，水发虾米、水发木耳各 25 克，火腿片 15 克，葱丝、姜末各 10 克，清汤、料酒、酱油、精盐、味精、香油各适量。

制作：将藜择洗干净，入开水锅中焯透，取出浸泡 30 分钟，捞出沥水；木耳洗净备用；砂锅置武火上，加入清汤、料酒、酱油、精盐、葱丝、姜末、虾米煮沸，下入藜、木耳，水开后加味精，淋香油，装入汤碗即成。

特点：此汤细嫩咸鲜，香浓爽口，具有健脾益胃、解毒消肿止血的功效。适于痢疾、痔疮便血、崩漏、体弱乏力及胃口不佳等患者食用。

鱼腥草

鱼腥草又名侧耳根、野花麦等，是常用的药食两用之品。

【营养成分】鱼腥草新鲜茎叶中含有蛋白质、脂肪、碳水化合物、钙、磷等。

【功效和作用】鱼腥草具有清热解毒、化痰排脓消痈、利尿消肿通淋的作用。

鱼腥草中所含的癸酰乙醛、月桂醛、丁香烯等挥发油成分，对多种致病菌均有一定的抑制作用，对金黄色葡萄球菌作用较强，并有抗病毒作用。

鱼腥草素和鱼腥草煎剂均能明显促进白细胞的吞噬能力，增进机体免疫功能。

鱼腥草中所含槲皮素具有血管扩张作用，明显扩张肾血管，提高肾血流量；所含大量钾盐有利尿作用；尚能改善毛细血管脆性，抑制浆液分泌，促进组织再生，有助于镇痛、止血，并具有止咳作用，但无祛痰平喘作用。

特别提醒

虚寒性体质及疔疮肿疡属阴寒者，无红肿热痛者，不宜服食。

【食疗方】

（1）凉拌鱼腥草

原料：鱼腥草250克，花椒粉、辣椒油、白糖、味精、精盐各适量。

制作：将鱼腥草择洗干净，切成段，放入味精、花椒粉、辣椒油、白糖、精盐，拌匀即成。

特点：此菜具有清热解毒、利尿消肿的功效。适于上呼吸道感染、肺脓肿、尿路感染、乳腺炎、蜂窝织炎、肠炎等患者食用。

（2）鱼腥草蒸鸡

原料：嫩母鸡1只（约1000克），鱼腥草200克，胡椒粉、葱段、姜片、精盐、味精各适量。

制作：将嫩母鸡宰杀，去毛及内脏，洗净，放入沸水锅内焯一下捞出、洗净血污；将鱼腥草择洗干净切段；取汤盆1只，放入全鸡、精盐、姜片、葱段、胡椒粉和适量清水，上笼蒸至鸡熟透，再加入鱼腥草略蒸，加味精即可出笼。

特点：此菜具有消炎解毒、温中益气的功效。适于肺脓肿、虚劳瘦弱、水肿脱肛等患者食用。

（3）鱼腥草烧猪肺

原料：猪肺250克，鲜鱼腥草100克，料酒、味精、精盐、酱油、白糖、葱段、姜片、猪油各适量。

制作：将猪肺切块，多次洗去血水；鱼腥草择洗干净切段；锅内加猪油烧热，放入猪肺煸炒至干，加入料酒、酱油煸炒几下，加入葱段、姜片、精盐和适量水，烧至猪肺熟，加入白糖、料酒烧至透，放入鱼腥草烧至入味，加味精即可出锅。

特点：此菜具有消炎解毒、滋阴润肺的功效。适于肺炎、肺脓肿、肺虚咳嗽、咳血、肺痿等患者食用。

（4）雪梨鱼腥草

原料：雪梨250克，鱼腥草60克，白糖适量。

制作：将雪梨洗净，连皮切成碎块，去核；鱼腥草用800毫升水浸透后以武火烧开，再用文火煎30分钟，去渣，留下澄清液500毫升；将雪梨置于药液内，加入适量白糖，文火烧煮，待梨完全煮烂即成。

特点：此菜具有清热解毒、止咳化痰的功效。适于咳嗽带血、痰黄稠等患者食用。

45 香椿

香椿又名香椿芽，具有独特的香味，从古至今，广为百姓食用。

【营养成分】香椿中所含蛋白质居群蔬之冠，维生素C含量仅次于辣椒，尚含有钙、磷、铁、胡萝卜素、维生素B_2、膳食纤维等。

【功效和作用】香椿具有清热解毒、健胃理气、润肤明目、杀虫的功效。

香椿中含有丰富的维生素C、胡萝卜素等物质，有助于增强机体免疫功能，并有很好的润滑肌肤作用，是保健美容的良好食物；香椿能清热解毒，收敛固涩，治疗久泻久痢，具有抗菌消炎及杀虫作用。

特别提醒

据《食疗本草》载："动风，熏十二经脉、五脏六腑。多食令人神不清，血气微。"若和猪肉、热面频食则中满，盖壅经络也。故食之不可过量。

【食疗方】

（1）香椿竹笋

原料：嫩香椿头200克，鲜净竹笋150克，食用油、精盐、味精、湿淀粉、香油、鲜汤各适量。

制作：竹笋切成块；嫩香椿头洗净切成细末，并用精盐稍腌片刻，沥干水，待用；炒锅烧热放食用油，先放竹笋略加煸炒，再放香椿末、精盐、鲜汤用武火收汁，加味精调味，用湿淀粉勾芡，淋上香油即可起锅装盘。

特点：此菜具有清热解毒、利湿化痰的功效。适于肺热咳嗽、胃热嘈杂以及脾胃湿热内蕴所致的赤白痢疾、小便短赤涩痛等患者食用。

（2）凉香椿

原料：嫩香椿250克，精盐、香油各适量。

制作：将香椿去老梗洗净，下沸水锅焯透，捞出洗净，沥水切碎，放盘中，加入精盐，淋上香油，拌匀即成。

特点：此菜具有清利湿热、宽肠通便、排毒的功效。适于尿黄、咳嗽痰多、脘腹胀满、大便干结等患者食用。

（3）煎香椿饼

原料：面粉250克，腌香椿头100克，鸡蛋2个，葱末适量，花生油、精盐、料酒各少许。

制作：将腌香椿头切成小段，用水将面粉调成糊，加入鸡蛋、葱末、精盐、料酒，和切段香椿拌匀；平锅放油烧热，舀入二大匙面糊摊薄，待一面煎黄后翻煎另一面，两面煎黄即可出锅。

特点：此饼具有健脾理气、滋阴润燥、润肤健美、化解并排出体内毒素的功效。适于体虚纳差、毛发不荣、四肢倦怠、大便不畅等患者食用。

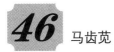 **马齿苋**

马齿苋又名五行草、长寿菜、瓜子菜、五方草菜等。我国各地的田间都有野生，有很高的药用价值。

【营养成分】马齿苋鲜嫩茎叶中含有蛋白质、脂肪、糖类、钙、磷、铁、胡萝卜素、维生素 A、维生素 B_1、维生素 B_2、维生素 C、维生素 E、维生素 P。此外，还含有大量去甲肾上腺素、钾盐及丰富的柠檬酸、苹果酸、氨基酸以及生物碱等成分。

【功效和作用】马齿苋性寒、味酸，具有清热解毒、散瘀消肿、利水通淋、抗菌杀虫的功效。

马齿苋中含有大量的钾盐，有良好的利水消肿和降血压的功效；能消除尘毒，防止吞噬细胞变性和坏死，可防治淋巴管发炎和阻止纤维性变化，抑制矽结节形成，对白癜风也有一定的疗效。

马齿苋中还含有较多的胡萝卜素，能促进溃疡的愈合；对多种肠道致病菌有较强的抑制作用，素有"天然抗生素"之称。

马齿苋中含有一种丰富的脂肪酸，它能抑制人体内血清胆固醇和三酰甘油的形成，能使帮助血管内皮细胞合成的前列腺素增多，使血液黏度下降，促使血管扩张，预防血小板聚集、冠状动脉痉挛和血栓形成，从而起到防治心脏病的作用。

特别提醒

马齿苋为寒凉之品，脾胃虚弱、大便溏泄者及孕妇忌食；忌与胡椒、蕨粉、鳖甲同食。

【食疗方】

（1）马齿苋粥

原料：鲜马齿苋100克，粳米50克，葱末5克，食用油、精盐各适量。

制作：将马齿苋择洗干净，入沸水中焯片刻，捞出洗去黏液，切碎；炒锅内加油烧热，放入葱末煸香，再投入马齿苋，加精盐炒至入味，出锅待用；将粳米淘洗干净，放入锅内，加适量水煮熟，放入马齿苋煮至成粥，出锅即成。

特点：此粥清淡鲜香，风味独特，具有清热解毒、健脾养胃的功效。适于肠炎、痢疾、尿路感染、疮痈肿毒等患者食用。

（2）马齿苋炒鸡丝

原料：鲜马齿苋300克，鸡脯肉100克，葱末、姜末各10克，鸡蛋清1个，精盐、味精、料酒、湿淀粉、清汤、香油各适量。

制作：将马齿苋择洗干净，沥水备用；鸡脯肉切细丝，放碗内，加精盐、味精、料酒抓匀，再放鸡蛋清、湿淀粉抓匀；炒锅置中火上，加香油烧至五成热，下入鸡丝搅散，倒入漏勺沥油；炒锅置武火上，加香油烧至七成热时，煸葱末、姜末，下马齿苋、料酒、清汤，炒至断生，下精盐、味精、鸡丝炒匀，再放入湿淀粉勾薄芡，最后淋香油，装盘即成。

特点：此菜白绿相间，鲜嫩脆爽，具有健脾益胃、解毒消肿的功效。适于脾虚不欲饮食、疮疖肿毒、小便不利等患者食用。

（3）蒜泥马齿苋

原料：鲜马齿苋350克，蒜瓣、生抽、香油各适量。

制作：将马齿苋去根，去老茎，洗净，下沸水锅中焯透捞出，用清水多次洗净黏液，切段放入盘中。将蒜瓣捣成蒜泥，浇在马齿苋上，倒入生抽，淋上香油，拌匀，即可食用。

特点：此菜鲜嫩清香，具有清热解毒、健脾益胃的功效。适于肠炎、痢疾、不欲饮食等患者食用，也适于夏季常人食用。